Interpreting Lung Function Tests：
A step-by-Step Guide

肺功能检查解读手册

布里吉特·M.博格

编　著　〔澳〕布鲁斯·R.汤普森

罗宾·E.赫海

主　译　武俊平　李　莉　吴　琦

天津出版传媒集团

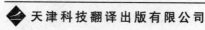

天津科技翻译出版有限公司

著作权合同登记号：图字：02-2015-160

图书在版编目（CIP）数据

肺功能检查解读手册 /（澳）布里吉特·M. 博格 (Brigitte M. Borg)，（澳）布鲁斯·R. 汤普森 (Bruce R. Thompson)，（澳）罗宾·E. 赫海 (Robyn E. O'Hehir) 编著；武俊平等译. — 天津：天津科技翻译出版有限公司，2016.10
书名原文：Interpreting Lung Function Tests: A step-by-Step Guide
ISBN 978-7-5433-3630-8

Ⅰ.①肺… Ⅱ.①布… ②布… ③罗… ④武… Ⅲ.①肺–功能–检查–手册 Ⅳ.① R332.2-62

中国版本图书馆 CIP 数据核字 (2016) 第 212790 号

授权单位：John Wiley & Sons Limited.
出　　版：天津科技翻译出版有限公司
出 版 人：刘 庆
地　　址：天津市南开区白堤路 244 号
邮政编码：300192
电　　话：022-87894896
传　　真：022-87895650
网　　址：www. tsttpc. com
印　　刷：唐山新苑印务有限公司
发　　行：全国新华书店
版本记录：960×1300　16 开本　12.5 印张　194 千字
　　　　　2016 年 10 月第 1 版　2016 年 10 月第 1 次印刷
　　　　　定价：30.00 元

（如发现印装问题，可与出版社调换）

译者名单

主译　武俊平（天津市海河医院）
　　　　李　莉（天津市海河医院）
　　　　吴　琦（天津市海河医院）

译者（按姓氏汉语拼音排序）
　　　　华静娜（天津市海河医院）
　　　　李红蔚（天津市海河医院）
　　　　马龙艳（天津市海河医院）
　　　　王　星（天津市海河医院）
　　　　吴　茜（天津市海河医院）
　　　　杨　洋（天津市海河医院）
　　　　于洪志（天津市海河医院）
　　　　张凯茹（天津市海河医院）
　　　　张明园（天津市海河医院）
　　　　周洋洋（天津市海河医院）

编著者简介

布里吉特·M. 博格(Brigitte M. Borg)

应用科学学士学位,呼吸功能学专家。在澳大利亚墨尔本莫纳什大学中心临床学院和阿尔弗雷德医院任职,担任免疫呼吸科生理部门副主管,负责一个集临床、科研和教学为一体的肺功能实验室的日常管理。多年来积极参与肺功能解读方面的学员培训,自 2008 年以来一直担任美国胸科协会肺功能解读研究生课程的教师。研究方向为肺功能的测量质量和氧疗。

布鲁斯·R. 汤普森(Bruce R. Thompson)

应用科学学士学位,呼吸功能学专家,博士。在澳大利亚墨尔本莫纳什大学中心临床学院和阿尔弗雷德医院任职,担任免疫呼吸科生理部门主任。布鲁斯·R. 汤普森教授是澳大利亚最大的肺功能实验室的负责人之一,主要研究小气道的结构和功能,对肺功能测量质量研究也颇有见地。他是全球肺部 T_LCO 行动特别工作组成员之一。2011 年,由于他在呼吸研究和实验室测量方面贡献突出,被授予 ANZSRS 研究勋章（研究员基金）。

罗宾·E. 赫海(Robyn E. O' Hehir)

皇家病理学学院教授,在澳大利亚墨尔本莫纳什大学中心临床学院和阿尔弗雷德医院任职,担任免疫呼吸科主任。在莫纳什大学和阿尔弗雷德医院毕业后,在皇家布兰顿医院和伦敦大学完成了变态反应和临床免疫学及呼吸医学的临床研究生培训。兼任《临床和试验变态反应》杂志的编辑。

译者前言

肺功能检查是全科医生、呼吸专科医生至关重要的诊疗手段,不懂肺功能者很难深刻理解呼吸疾病的生理学机制以及机械通气使用的合理性。如同心电图,肺功能检查是不可缺少的基本功,对于临床疾病的诊断、疾病病情的判断和治疗策略的制定都起到重要的辅助作用。

肺功能检查现在已经得到普遍重视,但是如何规范操作、操作过程的质量控制,以及肺功能结果的解读仍存在很多缺陷。肺功能检查需要受检者配合程度高、依从性好,才可做出高质量的检查结果,这对于操作者及书写报告的医生提出了挑战,一方面需要把控质量关,另一方面需要判断数值的真实性。解读依赖于对肺脏在正常和患病状态下生理变化的清楚认识、反应功能指标的局限性及过度解读可能存在的误区。

本书特色在于,文字精练、内容丰富,不仅完整阐述了基本肺功能检查的意义及操作,同时列举了大量临床病例,为深入解读肺功能提供了一系列图文并茂的病例。阐述了什么样的肺功能测试程度可以作为辅助诊断,什么样的测试程度只是人类自然进程,从而突出了本书的适用性和实用性。

由于译者的水平有限,瑕疵在所难免,恳望各位读者不吝赐教,以便译者不断进取和提高。诚挚感谢各位译者以及天津科技翻译出版有限公司为本书的出版所做的贡献。

吴 琦
2016 年 9 月于天津

序言一

Tell me and I forget, teach me and I may remember, involve me and I learn.（实践出真知。）

Benjamin Franklin（本·富兰克林）

本·富兰克林认识到，只有把自己当成教学中的一个学者时才能有效地教学。当老师为我们提供与我们工作、生活密切相关的学习材料和活动时，我们将拥有很多难忘的学习经历。然而，大家很少关注肺功能测试解读的教学。相对于大量关于心电图解读方面的书籍，我们也试图寻找一本适合肺功能检查解读方面的书。

这本书很特别，各章节相互独立。本书分为8章。其中5章包含了广泛应用于各实验室、5项标准的肺功能测试。而其他3个章节主要包含以下内容：第一，说明肺功能测试的一般方法及报告的书写，后者是我见过在肺功能解读方面最有帮助的一部分；第二，整章介绍检测质量；最后，也许是最独特的，在第8章中将介绍一些难以解读的少见测试结果，例如，临界值结果的诠释。总之，这些都是非常独特的内容。

除上述之外，这本书最精彩的地方是列举了很多高质量的病例，并对肺功能进行完整的解读。当你第一天开始书写肺功能报告时，你应当拥有这样一本书。如果你把这些精力放在病例上，你会让本·富兰克林感到骄傲。所以，深呼吸，打开书！

Charles G. Irvin, Ph.D.
佛蒙特州伯灵顿佛蒙特大学

序言二

肺脏是一个复杂的器官。了解它并不容易,观察它的异常主要依赖肺功能检查和影像学。其他的方法需要有创性操作,例如纤维支气管镜和组织活检。了解这样一个有很多分支的器官是如何为生命提供氧气、带走身体中的二氧化碳是一项巨大的挑战。在对肺这一整体器官建立结构 - 功能的关系方面已取得了巨大进展,当疾病影响到结构 - 功能这种关系时可以通过检测大量的数据进行鉴别诊断。

然而,与任何测试一样,肺功能检查解读依赖于对肺脏在正常和患病状态下生理变化的清楚认识、反应功能指标的局限性及过度解读可能存在的误区。尽管很多出版社出版了各种各样不同方面的书籍,但是没有一本可以使临床医师能完整、轻松地解读肺功能的测试。

布里吉特·M. 博格、布鲁斯·R. 汤普森和罗宾·E. 赫海编写的《肺功能检查解读手册》(*Interpreting Lung Function Tests: A Step-by-Step Guide*)是一本实践性很强的书:一步步阐述了肺功能的各项检查怎样在最佳状态下测定,检查结果对疾病诊断的作用,特别讲述了如何报告结果、其临床意义和局限性。本书提供了一系列图文并茂的病例,阐述了什么样的肺功能测试程度可以作为辅助诊断,什么样的测试程度只是自然进程。

本书采用一种简易的书写形式,不仅适用于肺功能科室之间的交流,也适合呼吸科医师用于治疗。本书简洁易读,对那些从事和应用肺功能测试的人员,尤其是培训人员价值更大。

Stephen T Holgate
CBE, DSc, MD, FRCP, FRCPath, FMed Sci.
英国南安普敦大学医学系

前　言

　　医院里肺功能检查的目的是提供信息辅助临床诊断决策和治疗方案的制定。我们希望呼吸内科领域的工作者能够解读肺功能的生理测量结果。本书的灵感来源于本地区呼吸专业高级进修医生对解读和书写肺功能报告培训教材的需求。

　　为将本地区的指南扩展为一本通用指南，书中还包括了常规肺功能测试的很多方面应考虑的事项。为减小解读和报告书写中理论与实践的差距，此书列举了很多典型病例。

　　本书的目的如下：

- 为临床实践中书写成人常规肺功能测试报告提供教学和参考工具。
- 让读者具有解读和书写一份简洁而翔实的检验报告的技能。
- 提供一种统一的报告形式，使多个人员的报告风格保持一致性。

　　呼吸功能的测试有很多种，本书的目的并不是为了涵盖所有测试。我们包括了肺功能实验室中的常规测试，即肺量计法、静态肺容量、换气功能、支气管激发试验和呼吸肌肌力测试。同样，我们关注成人肺功能的评价，其中一些概念也同样适用于儿科。

　　我们依据文献来描述书中所推荐的解读策略，没有文献可循时，我们的解读策略以专家意见为依据。

假定

　　肺功能的评价是多方面的。本书并不是肺功能测试或质量控制的技术手册，也不是呼吸病理生理学的纲要。但是为了解读肺功能的评估，需要这些相关知识，使用本书的人应具备以下知识：

- 大体了解有关肺功能评价的呼吸生理学；
- 认识和了解肺功能测量的标准参数（例如 FEV_1、TLC）；
- 了解选择适当参考值的重要性和参考值设置的局限性。

　　为了简单表述，书中第 2 章到第 6 章的例子做了如下假定：

- 肺功能测定的仪器已维护、校准、质量控制,可以保证设备的准确度和精确度。
- 结果包括按需对体温、水蒸气压的校对。
- 对患者选择合适的参考值。
- 依据公认的标准进行测试。
- 测试质量良好,并且有效地反映了受验者的真实肺功能。

第8章的例子虽然较复杂,但与此问题密切相关。

我们希望本书可以帮助个人和实验室建立一个一致且尽可能有依据的解读和(或)报告策略。

布里吉特·M. 博格

布鲁斯·R. 汤普森

罗宾·E. 赫海

致　谢

感谢在编写此书过程中给予我帮助的家人和同事。

布里吉特、布鲁斯和罗宾

目 录

第 1 章

肺功能解读及报告书写要素

本章概述肺功能检查解读和报告书写应需遵循的要素。

肺功能解读的要素

肺功能解读的要素包括 [1]：

1. 评估检查结果的有效性；

2. 评估特定人群参考值的合理性；

3. 根据正常值参考范围上限 / 下限判断正常或异常；

4. 根据已知的疾病类型对异常检查结果进行分类；

5. 判断异常结果的严重程度；

6. 比较近期和既往检查结果以判断其随时间有临床意义的改变；

7. 尝试解决转诊介绍提及的临床问题。

评估检查结果的有效性

- 检查结果的解读应从审核检测质量开始。好的检测质量十分重要，欠佳的检测质量可能对结果的解读产生不良影响，进而影响临床决策。有关检测质量相关指标将在相关的检测章节及第 7 章中详细叙述。

- 欠佳的检测质量可以通过对原始检查数据的检测或（和）操作者提供的技术评估来判断。

- 如果检查质量欠佳，则应在报告中附以警示声明，说明该欠佳检查结果影响的程度和趋势。例如：

    该肺功能检测结果解读应慎重，患者吸气末咳嗽导致检测质量未达最佳标准，用力肺活量（FVC）值可能被低估。

评估特定人群参考值的合理性

- 通过检查数据与设定参考值范围的比较来解读肺功能结果。
- 设定的参考值范围 / 均差应反映受测试人群和所使用的检测方法 [1]。
- 各项检查指标的参考值范围和参考均差值各变量（例如年龄、身高、体重等）的限定范围应标注在报告上。

　　如果变量值范围以外的参考值是外推法得出的（例如，受检者年龄为 85 岁，而设定的年龄参考范围为 8~80 岁），则应该在报告的警示声明中指出，不能确定此参考值数据的有效性。例如：*肺量测定法的参考值是按年龄外推得出的，应慎重使用。*

- 肺功能在不同种族中存在差异。研究表明，高加索人与非洲裔美国人之间存在明显差异 [2]。在选择合适的参考值范围时，最好要考虑到受检者的种族（或混血者认定的种族）。但是在临床实践中，不同种族中识别和选择合适参考值存在一定困难，而且某些种族尚无合适的参考值范围。

　　肺脏全球倡议组织发布了多种族系列肺功能参考值 [3]，一定程度上解决了不同种族人群的参考值问题。在编写本书时，肺脏全球倡议组织也应致力于不同种族人群 T_LCO 参考范围的设定。

　　解决此问题的一种有效、但不完美的方法是，应用种族校正因子〔例如，非高加索受检者的 FEV_1 和 FVC（用力肺活量）参考值范围为高加索人群参考值范围乘以 0.88〕[1]。但是这种方法并不完美，因此在使用校正因子时，应在报告中附以警示声明，提示读者该参考值已进行种族校正。例如：*参考值范围已根据种族进行了校正，应慎重使用。*

根据正常值参考范围上 / 下限判断正常或异常

正常值范围

- 正常值范围为正常人群的 95% 可信区间。
- 95% 可信区间是由参考值均差计算出的平均预测值（MPV）和描述其散布量或 MPV 变化量的剩余标准分数（RSD）确定的。
- 正常值上限（ULN）和正常值下限（LLN）可以用 MPV 和 RSD 计算，方法如下：
  - 对于可能有异常高或低测量结果的参数（如血红蛋白），上下限 95% 可信区间为：

- ULN：MPV+1.96RSD
- LLN：MPV-1.96RSD
- 范围设定在 2.5 和 97.5 百分数区间（共有 5% 位于正常范围以外）
- 对于只可能有异常低的测量结果的参数（如 FEV_1，FVC），下限 95% 可信区间为：
  - LLN：MPV-1.64RSD
  - 下限设定在 5%（5% 位于正常范围以下）
- 对于只可能有异常高测量结果的参数〔例如，RV（残气量）：TLC（肺总容量）比率〕，上限 95% 可信区间为：
  - ULN：MPV+1.64RSD
  - 上限设定在 95%（5% 位于正常范围以上）

- 标准分数表示测量结果与平均值的标准偏差数，计算公式为：（测量值 -MPV）/RSD。标准分数低于 MPV 记录为负值，高于 MPV 则记录为正值。

  用 95% 可信区间来设定正常值的上下限。
  - 可能出现异常高或低于测量结果的参数：异常结果可通过标准分数确认，小于 -1.96 或大于 +1.96 来确认。
  - 只有异常低结果的参数：异常结果可通过标准分数小于 -1.64 来确认。
  - 只有异常高结果的参数：异常结果可通过标准分数大于 +1.64 来确认。

判定正常或异常

- 要限定用于解读肺功能的参数数量。检查分析中包含的参数越多，判定为异常结果的可能性越大。
- 如果结果在正常范围内，报告中应标注为"正常范围内"而非"正常"。有些肺部疾病肺功能都在正常值范围内。
- 对于异常结果，如果低于 LLN，应描述为"降低"；如果高于正常值上限，则应描述为"升高"。
- 临界结果在解读时应仔细考虑，可以将其描述为"临界值"。
- 由于正常值范围定义确信 95% 的正常人群包括在此范围内，因此有 5% 的正常人群将有异常检查结果。在对无症状的普通人群行肺功能检查时（例如，入职体检、流行病学调查），考虑到这一点特别重要。对于医生认定的具有特异性症状的人群，异常结果往往是真正的异常结果。

根据已知的疾病类型对异常检查结果进行分类

● 鉴别某一异常时,应对其异常类型进行鉴别。

● 应确保分析检查项目中的所有数据,以便对结果进行全面解读。例如,当进行肺量测定和静态肺容量测量时,应将二者结合起来判断异常的类型,因为两者反映的都是通气功能。

● 肺功能检查结果一般不能单独作为诊断工具。

　　肺功能检查结果通常需辅助结合全面的临床信息(既往史、影像学、血液检测、活检等)综合分析后才能做出诊断。仅根据肺功能异常结果做出特定诊断很不明智,因为某种异常肺功能结果可见于多种疾病。例如:

　– 阻塞性通气功能障碍可见于支气管哮喘、慢性支气管炎、肺气肿、囊性纤维化、支气管扩张症或其他气道疾病。仅通过肺功能检查结果无法对这些疾病进行鉴别。因此只能描述肺功能结果的类型,不能做出诊断。

　　在报告中,应描述异常结果的类型而不要做出诊断。例如:

　– 申请单的临床记录为:慢性阻塞性肺疾病(COPD)?长期吸烟史。肺功能结果提示为阻塞性但对吸入支气管扩张剂无明显反应。在报告中可以描述为:阻塞性通气障碍,但对支气管扩张剂无明显反应。此结果符合 COPD 的肺功能表现。

判断异常结果的严重程度

● 表 1.1 至表 1.3 中列出了肺量测定法及一氧化碳弥散量异常测量结果的严重度分类 [1,4]。这些量表基于随机阈值,并不能反映功能状态。例如:

　　FEV_1 占 62% MPV 代表中度肺部疾病(表 1.1)。这个肺功能水平可能显著影响一个人的功能状态,而对另一个人没有影响。

● 由于阈值的随机性,所以不推荐采用严重度量表。而应将异常结果仅描述为异常结果。推荐使用已发表的一致量表对异常结果进行分级 [1,4](表 1.1 至表 1.3)。当使用随机量表时,应在报告中附以警示声明,例如:

　　　严重程度量表是随机的,不能完全反映肺功能状态。

比较近期和既往检查结果,以判断其随时间具有临床意义的改变

如果记录有患者的首次结果,应将目前的结果与既往结果进行比较,以便监控其病症发展,这样患者可自己进行前后对照。

表 1.1　肺量测定异常结果严重度分类 [1]

严重度分类	FEV_1% MPV
轻度	>70
中度	60~69
较重度	50~59
重度	35~49
极重度	<35

经允许摘自欧洲呼吸协会: *Eur Respir J November 2005 26:948-968; doi:10.1183/090319 36.05.00035205*

表 1.2　用 FEV_1 标准分数行肺量测定的阻塞严重度分类 [4]

严重度分类	FEV_1/(F)VC<LLN[a] 及 FEV_1 标准分数
轻度	> -2
中度	-2.5 和 -2 之间
较重度	-3 和 -2.5 之间
重度	-4 和 -3 之间
极重度	< -4

[a]LLN,正常值下限。

经允许摘自欧洲呼吸协会: *Eur Respir J erj00863-2013; doi:10.1183/09031936.00086313*

表 1.3　一氧化碳弥散量异常低的严重度分类 [1]

严重度分类	T_LCO % MPV
轻度	> 60% 且 < LLN[a]
中度	40%~60%
重度	< 40

[a]LLN,正常值下限。

经允许摘自欧洲呼吸协会: *Eur Respir J November 2005 26:948-968; doi:10.1183/090319 36.05.00035205*

- 可重复性系数（CR）可用于判断随时间的变化是有临床意义还是只是由测量变异所引起。
  - 通过对健康人群肺功能随时间重复测量数据分析研究发现，CR 是按照测量差值标准分数的 2 倍计算的。95% 观测数据（两次测量参数值之差）应在这个范围内，因此认为在测量变异范围内。若两次检查的参数值之差超过 CR，则可能有临床意义，因为它超出了测量变异范围。
  - 在编著本书时，在为肺功能各参数，如 FEV_1、FVC 和 T_LCO，制定 CR 值的文献中提供的数据很少。可以用实验室生物学控制器来跟踪所选跟踪参数的 CR 值，以便确定有临床意义改变的范围 [1]。
- 应限定用于监测 FEV_1、(F)VC 和 T_LCO 变化的参数数量。其他参数也可以监测变化，但随着被监测参数数量的增加，发现随时间改变的可能性也会增加，从而增加了出现假阳性结果的可能性。
- 如果测量是在基线值和使用支气管扩张剂之后进行的，应在使用支气管扩张剂之后的结果之间进行不同时间的比较，这是因为：
  - 应进行"最好"测量结果之间的比较。
  - 基线条件可能有变化（例如，第一次检查时近期没有使用短效支气管扩张剂，而下一次检查前 4 小时内曾使用过短效支气管扩张剂）。
- 与既往结果进行比较时，要着眼于此前最近的一次检查结果，向前反推与以前的结果比较。
  - 有时，与前一次检查结果可能没有明显差异，但是与 6~12 个月之前的 FEV_1、(F)VC 或 T_LCO 结果比较则有明显差异（增加或减少）。
  - 对于不经常检查的患者（即，间隔几年），还必须考虑正常肺衰老引起的改变。例如，我们知道肺功能在 20~25 岁达到最高峰，此后 FEV_1 和 FVC 会随着年龄的增长而下降。研究表明，健康人群的 FEV_1 和 FVC 每年大约可降低 30mL [5~7]。
- 应根据多次复查结果，而非仅仅两次结果监测肺功能改变，同时绘制数据图表有助于判断这种改变是否真实（图 1.1）。
- 在 CR 内的变化应描述为"无意义变化"，而非"无变化"，因为这种改变不能与测量的变异加以鉴别。
- 了解诊疗过程的咨询医师是解读检查结果随时间改变的最佳人选。例如：

正在行吸入激素减量治疗的哮喘患者,经过一定时间的检查结果没有明显变化则具有重要的临床价值。报告书写者可能并不了解疾病治疗中的变化。

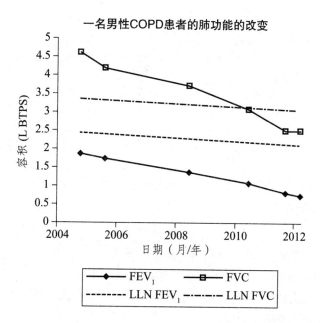

图 1.1　在此病例中,FEV_1 和 FVC 的变化显然比正常肺老化所预测的变化快,提示通气功能随着时间有显著变化。同时该病例还表明 FVC 的最近两次复查结果没有明显改变,但最后一次比倒数第三次复查结果有明显降低。BTPS,常规肺功能测定时校正为生理条件,即正常体温、标准大气压及饱和水蒸气状态。

解答转诊单提出的临床问题

- 用临床记录提供一些需要解释的临床意义或者为辅助解答临床问题提供一些推荐的附加检测措施。如果报告者不是专业的咨询医师或者缺乏有助于解释的临床资料,便难以做到以上这点。一般情况下,专业咨询医师是依据技术性解读及可用临床信息提供临床意义的最佳人选。

报告书写的要点

含有肺功能检查结果的报告应简明扼要,尽可能解答临床问题[1]。例如,如下病例:

性别	女		
年龄（岁）	42	体重（kg）	60
身高（cm）	158	种族	高加索人
临床记录	支气管哮喘，复查		

肺量测定	正常范围	基线值	标准分数	用药后	变化率（%）
FEV_1（L）	>2.26	2.74	-0.21	2.85	+4
FVC（L）	>2.80	3.55	+0.24	3.54	0
FEV_1/FVC（%）	>72	77	-0.79	81	
技术备注	检查过程良好；近12小时内未用支气管扩张剂				

不用担心怎么解读报告，同一份报告可以有很多种写法。例如：

1. NAD（无明显异常）。

2. 肺量测定结果正常。

3. 肺量测定结果在正常范围。

4. 测试质量良好。肺量测定结果在正常范围。

5. 测试质量良好。基线肺量测定结果在正常范围。对吸入支气管扩张剂无反应。

6. 测试质量良好。基线肺量测定结果在正常范围。对吸入支气管扩张剂无反应。目前哮喘已得到良好控制，但需要结合临床。

　　虽然以上每个实例均简明、正确，但随着数量的增加，每个实例提供的相关信息会越来越多。给咨询医师提供的信息越多，越有助于其做出临床诊疗决策。

技术解读与临床意义

　　报告应包含两部分内容：技术解读与临床意义。

技术解读

- 没有患者的临床病史资料通常也能完成。
- 说明检测过程的质量，以及欠佳检测质量对解读的影响。
- 记录所用基线值的合理性（如有必要）。
- 判断正常或异常表现模式。
- 有关仅有技术解读的书写报告，请参见上文例5报告。

- 注意：不要将技术解读与技术备注相混淆,技术备注是由操作者在检测过程中提供的 ,解答可能会影响检测质量与解读结果的任何技术问题。

临床意义

- 包括技术解读。
- 依赖于提供给报告者有关患者的重要临床信息。
- 应致力于解答申请单上提出的临床问题。但是,如果没有所需的临床资料,应避免仅依据肺功能检查结果做出明确诊断。
- 最好由了解相关临床信息的家庭咨询医师提供临床信息。在这种情况下,其前提条件是,咨询医师具有解读肺功能结果的技能和知识。
- 上文例 6 报告即在考虑了提供技术备注后提出的临床意义。

主观性

　　解读肺功能有一定的主观性。解读和报告中的主观性可能对患者的临床诊疗有一定影响。因此,应尽量将解读和报告书写中的主观性降到最低程度。

主观性的原因包括如下几方面

- 报告书写者的个人观点和看法。
- 文献中有关某些检测项目解读策略的多样性。
- 有关解读某些特殊检测项目或参数的文献缺少相关数据。
- 对患者的临床意义缺乏了解。

减少主观性的策略包括如下几点

- 尽可能使用公开出版的解读策略。
- 如果缺乏公开出版的指南或者公开出版的指南中有多种不同的解读策略,应在本机构内使用一致的解读方法。
- 要求机构内所有报告者采用单一、标准的肺功能解读策略和相似的报告术语,特别是技术解读。

　　本书中所述各种检测都尽可能遵循现有的解读指南。但是有些情况尚没有定义和解释策略,在这些情况下,我们采用专家意见制定策略。

小 结

1. 书面报告应提供有关检测结果的简明、扼要且有用的信息 [1]。

－ 尽量减少主观性。

2. 报告最好包含如下两方面：

（1）技术解读：注明基准值均差的质量和不足之处。应用已知的异常模式对观测到的异常进行分类。

（2）临床意义：采用临床备注为技术解读提供一些临床意义或者为协助解答临床问题推荐一些额外检查项目。

（李红蔚 译　李莉 审校）

参考文献

1. Pellegrino R, Viegi G, Brusasco V, Crapo RO, Burgos F, Casaburi R, et al. Interpretative strategies for lung function tests. Eur Respir J. 2005 Nov; 26(5):948–68.

2. Hankinson JL, Odencrantz JR, Fedan KB. Spirometric reference values from a sample of the general U.S. population. Am J Respir Crit Care Med. 1999 Jan; 159(1):179–87.

3. Quanjer PH, Stanojevic S, Cole TJ, Baur X, Hall GL, Culver BH, et al. Multi-ethnic reference values for spirometry for the 3-95-yr age range: the global lung function 2012 equations. Eur Respir J. 2012 Dec; 40(6):1324–43.

4. Quanjer PH, Pretto JJ, Brazzale DJ, Boros PW. Grading the severity of airways obstruction: new wine in new bottles. Eur Respir J. 2013 Aug; 43(2):505–12.

5. Xu X, Laird N, Dockery DW, Schouten JP, Rijcken B, Weiss ST. Age, period, and cohort effects on pulmonary function in a 24-year longitudinal study. Am J Epidemiol. 1995 Mar; 141(6):554–66.

6. Speizer FE, Tager IB. Epidemiology of chronic mucus hypersecretion and obstructive airways disease. Epidemiol Rev. 1979; 1:124–42.

7. Fletcher C, Peto R. The natural history of chronic airflow obstruction. Br Med J. 1977 Jun; 1(6077):1645–8.

第 2 章

肺量测定法

肺量测定法可能是最常进行的肺功能检测。肺量测定法测量通气功能中的流量和容积,而且是在静息及用力呼吸时进行的测量,用力肺活量(FVC)可提供肺容积动态变化的信息,而静息法[慢肺活量(SVC)或肺活量(VC)]提供的是放松、静息下的肺容量信息。

尽管 SVC 可用于评估通气功能、静态肺容量和膈肌功能,并贯穿本书,但本章主要阐述 FVC 测量法。

测试质量

肺量测定结果的有效性取决于每次测试的质量。肺量测定法指南规定,最佳质量结果包括至少三次可接受的测试,并且在这些测试中,最高和次高 FEV_1 以及最高和次高 FVC 差值均在 150mL 以内[1]。测试的可接受性由很多部分组成,图 2.1 示其最基本组成部分。质量欠佳的检测可能会影响肺量测定法的被测参数,并对解读产生负面影响(图 2.2)。

解读策略

用于解读肺量测定法的主要参数依序如下:

1. FEV_1/(F)VC——FEV_1 与 FVC 或 VC 的比率
2. (F)VC——FVC 或 VC
3. FEV_1——1 秒钟用力呼气量

注:(F)VC 是指 FVC 或 VC 均可使用。如果 FVC 和 VC 都测量了,就使用最大的 VC。最大的 VC 可以通过肺量测定法(FVC 或 SVC)、$T_LCO(V_I)$ 或静态肺容量(VC)测量。

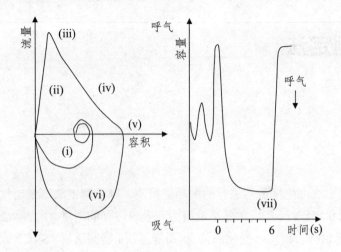

图 2.1　在最大吸入量至肺总容量（TLC）（i）之后是最大快速呼气量（ii），是由一个尖峰（iii）确定的,随后为平滑连续的曲线（iv）直至流量 – 容积曲线上（v）的零流量点（或接近零流量）。从残气量（RV）返回到肺总容量（TLC）的吸气循环是快速、最用力的（vi）。测试结束的判断最好用容积 – 时间曲线（vii）来确定〔容积没有变化至少持续 1 秒,用力呼气至少持续 6 秒（儿童至少持续 3 秒）〕。呼气峰值流量（PEF）可用于评估初始 (爆发性) 用力（iii）。

肺量测定法的其他参数

您可能会注意到,许多测试设备在其预设的报告中列出了许多肺量测定参数。如 PEF 和 FET 这些参数,有助于评估肺量测定法的检测质量,但对于解读并非必要。用力呼气流量（FEF）$_{25-75}$ 历史上曾用于描述小气道功能。然而现有证据表明,FEF$_{25-75}$ 对描述小气道功能并没有特异性,因此已不再推荐用于解读 [2]。

用于解读的参数数量的不断增多,产生异常检测结果的概率就会增大,所以最好只使用 FEV$_1$ /(F)VC、(F)VC 和 FEV$_1$ 来解读肺量测定结果。

正常值范围

肺的病理改变几乎仅仅引起肺量测定法各参数测试结果的异常降低。因此只使用正常值的下限,将其设定在 −1.64 标准分数。

通气功能障碍大致可分为阻塞性、限制性、混合阻塞性 / 限制性通气功能障碍和非特异性通气功能模式 (表 2.1) [2,3]。你会注意到,仅用肺量

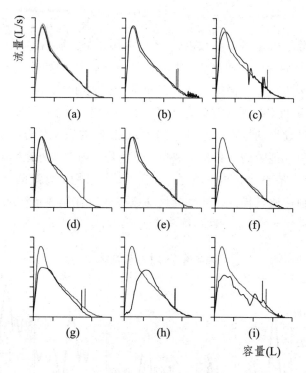

图 2.2　一系列呼气流量−容积曲线描绘了叠加在质量手法上的各种质量差手法。曲线上短的垂直线代表 FEV_1，曲线与容量轴的交点代表 FVC。(a) 为一质量好的 FVC 手法；(b) 和 (c) 为咳嗽时的 FVC，但 (b) 中的咳嗽发生在 1 秒后，可能不影响测试结果的有效性；而 (c) 中的咳嗽发生在 1 秒前，因此会影响结果；(d) 和 (e) 为声门关闭，会影响 FEV_1（仅 d）和 FVC；(f) 为用力不足；(g) 为口唇没有紧闭，漏气；(h) 为测试开始较慢；(i) 为舌头被护器阻塞。可见每一种质量欠佳的手法都会影响 FEV_1 和 FVC 的测量。

表 2.1　肺通气功能模式分类

参数	通气模式
$FEV_1/(F)VC$, $(F)VC$, $FEV_1 > LLN$	在正常范围内
$FEV_1/(F)VC < LLN$	阻塞性通气功能障碍
$FEV_1/(F)VC > LLN$ 和 $TLC^a < LLN$	限制性通气功能障碍
$FEV_1/(F)VC$ 和 $TLC^a < LLN$	混合阻塞性 / 限制性通气功能障碍
$FEV/(F)VC > LLN$, $TLC^a > LLN$, $(F)VC < LLN$ 和（或）$FEV_1 < LLN$	非特异性通气功能模式

^{a}TLC，是通过静态肺容量测量的。

测定参数便可确定检测结果在正常值范围内或者是阻塞性通气功能障碍。但是除了肺量测定参数以外，还需要用由静态肺容量测量的肺总容量 (TLC) 来鉴别混合阻塞性 / 限制性通气功能障碍和非特异性通气模式。这是因为气流受限或肺体积减小都会引起 (F)VC 减少（图 2.3），所以没有测量 TLC 时就无法确定 (F)VC 减少的原因[4]。

　　阻塞性通气功能障碍主要与引起气道狭窄的病理改变有关 (表 2.2)。限制性通气功能障碍（肺容量减少）可能是由内在或外在的肺部病变所致 (表 2.2)。有些个体也可能同时存在阻塞性和限制性缺陷，导致混合阻塞性 / 限制性通气模式。非特异性通气模式将在第 3 章详细介绍，但正如它的名称所示，它是一种不符合其他既定异常模式的异常模式。

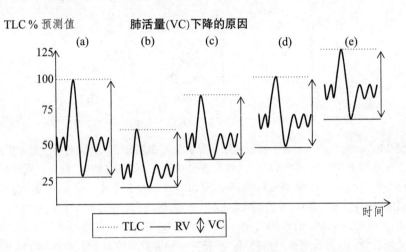

图 2.3 （a）为 RV 约为 TLC25% 的正常 TLC 曲线。(b) 为限制性通气模式。TLC 减小时，RV 与其成比例减小。由于 TLC 的减少而使 VC 减小。(c) 描述的是用力不足或神经肌肉无力。TLC 减小而 RV 升高，导致 VC 减小。FRC 在正常范围。(d) 描述的是气体陷闭引起的阻塞。TLC 在正常范围，但 RV 升高，RV 升高导致 VC 减小。(e) 描述的是气体陷闭和 TLC 过度充气。RV 升高与 TLC 升高不成比例，导致 VC 减小。

　　仅用肺量测定的解读步骤如图 2.4 的流程图所示。图中最后一层给出了一个书面技术解读的示例。

使用支气管扩张剂(BD)前后的肺量测定

- 基线肺量测定（也称为对照或使用支气管扩张剂之前 (pre-BD) 的肺量测定）通常作为肺量测定的解读基准点。

表 2.2　由肺量测定时的阻塞性或可能限制性通气功能障碍所反映出的病变

阻塞性	限制性 [a]
导致气道狭窄的任何病变,如:	导致肺顺应性下降的间质性肺病（如肺间质纤维化）
·支气管哮喘	
·COPD	肺充血(如肺水肿)
·肺气肿	胸壁疾病(如脊柱后侧突)
·慢性支气管炎	影响呼吸肌的神经肌肉性疾病
·支气管扩张症	肺叶切除术或肺切除术
·囊性纤维化	胸腔积液
·细支气管炎	病态肥胖
·异物	
·肿瘤	

[a] 需静态肺容量确定限制性。

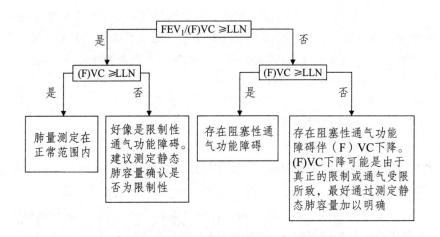

图 2.4　单独使用肺量测定结果的解读策略。

　　如果没有记录基线数据,应仅用吸入支气管扩张剂后的肺量测定来判断正常与否,这一点应明确说明。例如,吸入支气管扩张剂后肺量测定发现或显示有阻塞性通气功能障碍。

• 对基线肺量测定结果进行分类后,便可以评估支气管扩张剂的反应。

评估支气管扩张剂的反应

• 对吸入支气管扩张剂有明显反应的定义是: FEV_1 或 FVC 的用药后测

量结果比基线值升高 ≥ 12%,且增量 ≥ 200mL[2]。

－ 当对吸入支气管扩张剂有明显反应时:

　• 如果肺量测定值返回到正常范围内〔FEV_1/(F)VC、FEV_1 和 (F)VC 均在正常范围内〕,则表明气流受限是完全可逆的。

　• 如果吸入支气管扩张剂后仍存在阻塞,则表明气流受限是不完全可逆的。

• 有些反应虽然根据定义毫无意义,但肺量测定结果回到了正常范围内,对这些反应也应看其是不是重要的临床信息。

> 文献中有很多关于吸入支气管扩张剂反应明显定义。
>
> 应认识到,那些只包括参数增加百分比的定义,当基线容积值较小时,较小的绝对值变化就会导致较大的百分比改变。但是绝对值变化可能在测量的可变范围内,并不是一个真实的变化。
>
> 相反,如果容量增加 12% 相当于容量绝对值大幅增加（比 200mL 更大）以及尚未达到 12% 的变化,则应考虑是否严格遵照定义可能会导致假阴性结果。谨记:模棱两可的结果范围内存在不确定性,在这种情况下报告中可使用边缘性这一术语。

分析流量 - 容积曲线的形状

流量 - 容积曲线的形状可以提供有关通气功能障碍类型的信息（图 2.5）。仅使用流量 - 容积曲线来识别阻塞要慎重。呼气支的形状随着年龄而变化,老年人可出现类似阻塞的凹形外观。要用测量值结合形状来识别所见的阻塞类型。当用流量 - 容积曲线识别上气道阻塞时,也可参照下文的肺量测定解读上气道阻塞特例。

与既往结果比较

• 用 FEV_1 和 FVC 监测随时间的改变。

• 任一方向的改变 ≥ 12% 和 ≥ 200mL 可能均表明真实的随时间改变[2]。

• 如第 1 章所述,当按基线值和支气管扩张剂用药进行肺量测定时,应在用药后测量结果之间进行随时间变化的比较。

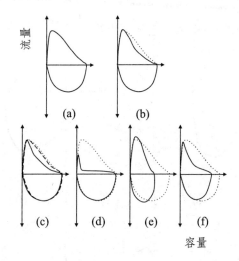

图 2.5　曲线上的虚线代表年轻成人的正常流量－容积曲线。(a) 和 (b) 分别为年轻人和老年人肺量测定结果在正常范围内的典型流量－容积曲线形状。注意：(b) 的呼气支虽然有一些凹陷，但结果在正常范围内。(c) 显示的是一例几乎完全可逆的气道阻塞。基线曲线（实线）有凹陷，为典型的气流阻塞。支气管扩张剂用药后的曲线（虚线）已经回到接近于"正常"的曲线（点线）。(d) 为明显的气流阻塞。(e) 为常见的限制模式。曲线似乎延容量轴被压缩了，但呼气支并没有任何凹陷。(f) 为阻塞性。也可见容量减少。这种模式代表由于气体陷闭引起 FVC 减小的阻塞性通气，或代表混合阻塞性／限制性通气模式。需进行静态肺容量测量来确定。

肺量测定的解读特例

上气道阻塞

　　可变或固定的上气道阻塞很容易通过流量－容积曲线的形状（也称为流量－容量环）识别（图 2.6）。虽然没有特异性，但认为像 FIF_{50} / FEF_{50} 这类参数仍有帮助 [2]。

- 胸廓内可变性上气道阻塞的特点是流量－容积曲线的呼气支变平坦（图 2.6b,c）。FIF_{50} / $FEF_{50} > 1$[2]。
- 胸廓外可变性上气道阻塞的特点是流量－容积曲线吸气支变平坦（图 2.6f）。FIF_{50} / $FEF_{50} < 1$[2]。
- 固定性上气道阻塞导致吸气和呼气支都变平坦（图 2.6d, e)。FIF_{50} / FEF_{50} 约为 1[2]。

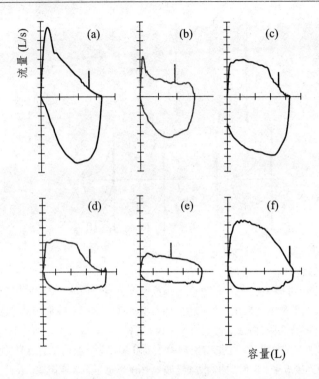

图 2.6 流量－容积曲线（a）为正常的曲线形状；曲线（b）和（c）为胸廓内可变性上气道阻塞示例；曲线（d）和（e）为不同程度固定性上气道阻塞的示例；曲线（f）为胸廓外可变性上气道阻塞的示例。

注意

1. FEV_1、FVC 和 FEV_1/FVC 的值可能在所有胸廓内气道阻塞的情况下不受影响（见病例 12）。这就强调了分析流量－容积曲线作为解读策略一部分的重要性。

2. 为了检测胸廓外上气道阻塞，流量－容积曲线高质量的吸气部分是必不可少的。吸气动作完全取决于用力程度，用力不足会导致胸廓外上气道阻塞的假阳性结果。

高反应气道

在小部分人群中，进行用力呼气动作可能导致渐进性呼吸道阻塞（见病例 11）。高反应气道典型表现如下：

- 第一次用力测试结果通常在正常范围内。
- 随着随后的连续用力 FEV_1 逐次减少（与可变的 FEV_1 相反，变化可能是双向的）。

- 通常不符合可重复性标准。
- 使用支气管扩张剂后，FEV$_1$ 可能或不可能恢复到最好基线水平,但用药后的 FEV$_1$ 通常是可重复的。

操作员在识别模式并将其标注在技术备注中起着重要作用。在报告的技术备注中记录下所获得的最低 FEV$_1$ 也很重要。报告者应查看原始数据来确认阻塞模式。

肺量测定的解读示例

采用以下步骤进行肺量测定解读：

1. 检查是否需要有与下列有关的警示声明:
   (1)基准值(是否适用于受检者？详见第 1 章);
   (2)测试质量(阅读技术备注,如果需要应核对原始数据)。
2. 阅读临床记录。
3. 遵循流程图 2.4。
4. 评价肺量测定环的形状。
5. 评价对吸入支气管扩张剂的反应。
6. 撰写技术解读。
7. 与既往结果比较。
8. 把结果填入临床意义中。

关于病例的小贴士

本书中每个病例的结果都以类似格式描述。患者人口统计学放在测试结果的上面,随后是临床记录。数据栏从左到右分别是测定的参数、正常范围、测出的基线值、基线结果的标准分数、支气管扩张剂用药后的测量值,最后是测量的基线与用药后结果的变化百分比。在结果的底部是由测试操作员提供的有关测试质量和(或)影响测试有效性因素的技术备注。

为了便于教学和提高清晰度,将结果解读分为三部分:警示声明、技术解读和临床意义。最终的报告将这三部分结合在一起。

对于有些病例,还有一项注释,提供了有关测试、结果或报告的额外信息。

【病例1】

性别	男			
年龄（岁）	53	体重（kg）	78	
身高（cm）	168	种族	高加索人	
临床记录	术前评估,目前吸烟每年 80 包			
	正常范围	基线值	标准分数	
肺量测定				
FEV_1(L)	>2.66	3.32	-0.04	
FVC(L)	>3.55	4.27	-0.15	
FEV_1/FVC(%)	>67	78	0.19	
技术备注	检查过程良好			

警示声明:测试质量良好。

技术解读:基线通气功能是在正常范围内 (FEV_1/FVC、FVC 和 FEV_1 的 z 值 > -1.64)。

临床意义:没有增加手术风险的通气功能障碍。

　　最终报告:该测试质量良好。基线通气功能在正常范围内。没有增加手术风险的通气功能障碍。

【病例 2】

	正常范围	基线值	标准分数	用药后	变化率 (%)
性别	男性				
年龄（岁）	28		体重（kg）	53.8	
身高（cm）	164		种族	高加索人	
临床记录	支气管哮喘(？),从不吸烟				

肺量测定	正常范围	基线值	标准分数	用药后	变化率 (%)
FEV$_1$(L)	>3.18	3.39	−1.12	3.60	+6
FVC(L)	>3.84	4.45	−0.37	4.41	−1
FEV$_1$/ FVC(%)	>73	76	−1.04	82	
技术备注	检查过程良好				

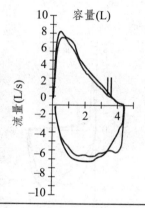

警示声明:测试质量良好。

技术解读:基线通气功能在正常范围内。对支气管扩张剂的反应不明显（虽然 FEV$_1$ 改善 >200mL,但 <12％）。

临床意义:不能排除支气管哮喘。如果临床需要时,可行支气管激发试验。

　最终报告：该测试质量良好。基线通气功能在正常范围内。对支气管扩张剂的反应不明显。不能排除支气管哮喘。如果临床需要,可进行支气管激发试验。

　注释:虽然基线肺量测定值在正常范围内,而且对吸入支气管扩张剂无反应,但不能排除支气管哮喘。该受检者在检测时可能没有哮喘,如发作性哮喘或运动诱发性哮喘,或者哮喘得到控制。最好在技术备注中详细记录受检者在测试前使用的所有呼吸系统类药物(此病例中没有记载)。应考虑是否测试前使用了呼吸系统药物,掩盖了对吸入支气管扩张剂的反应。

【病例 3】

性别	男	日期	2012-4-18
年龄（岁）	79	体重（kg）	78.4
身高（cm）	183	种族	高加索人
临床记录	慢性阻塞性肺病复查,既往吸烟每年 60 包		

	正常范围	基线值	标准分数	用药后	变化率 (%)
肺量测定					
FEV$_1$(L)	>2.34	0.93	-4.42	1.01	+9
FVC(L)	>3.43	3.57	-1.42	3.66	+3
FEV$_1$/FVC(%)	>62	26	-7.77	28	
技术备注	检查过程良好				

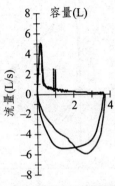

既往结果

	2012-4-18[a]	2012-1-17	2010-12-21	2010-5-7
FEV$_1$(L)				
基线值	0.93	0.93	1.01	1.15
用药后	1.01	0.96	1.08	1.16
FVC(L)				
基线值	3.57	3.54	3.94	4.08
用药后	3.66	3.84	4.04	4.00
FEV$_1$/FVC(%)				
基线值	26	26	25	28
用药后	28	25	27	29

ᵃ 本次检查的结果。

警示声明: 测试质量良好。

技术解读: 存在阻塞性通气功能障碍。对吸入支气管扩张剂的反应不明显。

临床意义: 结果符合慢性阻塞性肺疾病。与 2012 年 1 月 17 日和 2010 年 5 月 7 日的结果相比较, 肺量测定结果没有明显变化。

最终报告: 该测试质量良好。存在阻塞性通气功能障碍, 但对吸入支气管扩张剂无明显反应。结果符合慢性阻塞性肺疾病。与 2012 年 1 月 17 日和 2010 年 5 月 7 日的结果相比较, 肺量测定结果没有明显变化。

注释: 在这个病例中, 和既往的检查结果进行了比较, 而且比较的是用药后的结果。对于 FEV_1 和 FVC, 不管哪个方向, 只要改变 ≥ 200mL 和 ≥ 12% 即认为随时间有显著改变。此病例从短期和长期看, FEV_1 或 FVC 都没有显著变化。对用药后 FVC 的目前结果和 2010 年 5 月 7 日结果进行了比较, 尽管下降了 340mL, 但没有超过 12%。

【病例 4】

性别	男	日期	2011-3-2
年龄（岁）	55	体重（kg）	106.9
身高（cm）	182.5	种族	高加索人
临床记录	支气管扩张症，从不吸烟		

	正常范围	基线值	标准分数	用药后	变化率 (%)
肺量测定					
FEV_1 (L)	>3.18	2.98	−2.05	3.51	+18
FVC(L)	>4.26	5.15	−0.15	5.54	+8
FEV_1/ FVC(%)	>67	58	−3.20	63	
技术备注	检查过程良好				

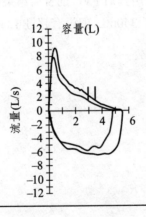

既往结果

	2011-3-2[a]	2010-8-6	2009-6-1
FEV_1 (L)			
基线值	2.98		3.31
用药后	3.51	3.48	3.67
FVC(L)			
基线值	5.15		5.21
用药后	5.54	5.59	5.43
FEV_1/ FVC(%)			
基线值	58		64
用药后	63	62	68

^a 本次检查的结果。

警示声明:测试质量良好。

技术解读:存在阻塞性通气功能障碍。对吸入支气管扩张剂有明显反应,伴不完全可逆性气流受限。

临床意义:结果提示为部分可逆性气道疾病。与 2010 年 8 月 6 日和 2009 年 6 月 1 日结果相比较,肺量测定结果没有明显变化。

最终报告:该测试质量良好。存在阻塞性通气功能障碍。对吸入支气管扩张剂有明显反应,伴不完全可逆性气流受限。结果提示为部分可逆性气道疾病。与 2010 年 8 月 6 日和 2009 年 6 月 1 日结果相比较,肺量测定结果没有明显变化。

【病例 5】

性别	女	日期	2011-2-21
年龄（岁）	20	体重（kg）	76.65
身高（cm）	163.5	种族	高加索人
临床记录	支气管哮喘复查,从不吸烟		

	正常范围	基线值	标准分数	用药后	变化率 (%)
肺量测定					
FEV_1 (L)	>2.77	2.67	−1.91	3.14	+18
FVC(L)	>3.13	3.52	−0.72	3.56	+1
FEV_1/ FVC(%)	>77	76	−1.80	88	
技术备注	检查过程良好				

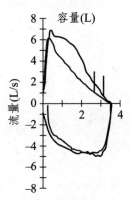

既往结果

	2011-2-21[a]	2011-1-24
FEV_1 (L)		
基线值	2.67	3.19
用药后	3.14	3.20
FVC(L)		
基线值	3.52	3.54
用药后	3.56	3.50
FEV_1/ FVC(%)		
基线值	76	90
用药后	88	92

[a] 本次检查的结果。

警示声明:测试质量良好。

技术解读:存在阻塞性通气功能障碍。对吸入支气管扩张剂有明显反应,伴完全可逆性气流受限。

临床意义:与 2011 年 1 月 24 日结果比较,测量结果没有明显变化。结果显示哮喘控制欠佳,不过要结合临床判断。

　　最终报告:该测试质量良好。存在阻塞性通气功能障碍。对吸入支气管扩张剂反应明显,伴完全可逆性气流受限。与 2011 年 1 月 24 日的结果比较,肺功能没有明显变化。结果显示哮喘控制欠佳,不过要结合临床判断。

　　注释:请注意,此病例仅用用药后数据进行了比较。尽管基线值 FEV_1 下降 520mL 和 16%,但用药后的结果没有达到 ≥ 200mL 和 ≥ 12% 的变化量。

【病例6】

	正常范围	基线值	标准分数	用药后	变化率 (%)
性别	男				
年龄（岁）	56		体重（kg）	87.9	
身高（cm）	187.5		种族	高加索人	
临床记录	慢性阻塞性肺疾病,目前吸烟,每年45包				

	正常范围	基线值	标准分数	用药后	变化率 (%)
肺量测定					
FEV_1 (L)	>3.37	2.36	-3.53	2.56	+8
FVC(L)	>4.52	3.80	-2.78	3.99	+5
FEV_1/ FVC(%)	>67	62	-2.45	64	
技术备注	检查过程良好				

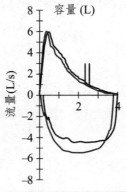

警示声明:测试质量良好。

技术解读:存在阻塞性通气功能障碍伴 FVC 降低。对吸入支气管扩张剂反应不明显。FVC 降低可能由于存在限制性通气或气流受限引起的气体陷闭,最好通过静态肺容量测量加以明确。

临床意义:结果符合慢性阻塞性肺疾病（COPD）。FVC 降低可能由于气流受限相关的气体陷闭所致,但是不能排除限制性通气。

  最终报告:该测试质量良好。存在阻塞性通气功能障碍伴 FVC 降低。对吸入支气管扩张剂的反应不明显。结果符合 COPD。FVC 降低可能由于存在限制性通气或气流受限引起的气体陷闭,最好通过静态肺容量测量加以明确。

  注释:要注意,FVC 或 VC 降低可能是由于气流受限或限制性通气所致。需要通过静态肺容量测量确诊。

【病例 7 】

性别	女	日期	2011-1-10
年龄（岁）	70	体重（kg）	82.5
身高（cm）	167	种族	高加索人
临床记录	复查，从不吸烟		

	正常范围	基线值	标准分数	用药后	变化率 (%)
肺量测定					
FEV$_1$ (L)	>1.82	1.53	−2.42	1.61	+5
FVC(L)	>2.48	1.86	−3.05	1.90	+2
FEV$_1$/ FVC(%)	>66	82	+1.06	85	
技术备注	检查过程良好				

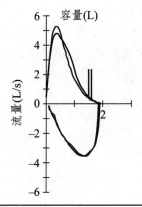

既往结果

	2011-1-10[a]	2010-6-24	2009-5-4	2007-6-17
FEV$_1$ (L)				
基线值	1.53	1.54	1.58	1.55
用药后	1.61	1.57	1.66	1.63
FVC(L)				
基线值	1.86	1.97	2.00	1.95
用药后	1.90	1.90	2.01	1.99
FEV$_1$/ FVC(%)				
基线值	82	78	79	79
用药后	85	83	83	82

ᵃ 本次检查的结果。

警示声明:测试质量良好。

技术解读:可能存在限制性通气功能障碍。对吸入支气管扩张剂无明显反应。建议行静态肺容量测量进一步明确。

临床意义:自 2007 年 6 月 17 日测试以来,肺量测定结果一直没有显著变化。

　　最终报告: 该测试质量良好。可能存在限制性通气功能障碍。对吸入支气管扩张剂无明显反应。建议行静态肺容量测量进一步明确。自 2007 年 6 月 17 日测试以来,肺量测定结果一直没有显著变化。

　　注释: 在这个病例中,没有阻塞性通气的依据(FEV_1 / FVC 在正常范围内),而且 FVC 有所降低。这表明可能存在限制性通气,但限制性通气的定义为 TLC 减少而 FEV_1 / FVC 在正常范围内(见表 2.1),因此需要进行静态肺容量测量加以明确。

　　另外需注意的是,临床记录中除了"复查"没有提供其他信息。因此只能用提供的唯一临床意义和以前的结果进行比较。

【病例 8 】

性别	女		
年龄（岁）	33	体重（kg）	65
身高（cm）	170	种族	高加索人
临床记录	气管癌，5 年前手术切除。新发气管 狭窄，复查		

	正常范围	基线值	标准分数
肺量测定			
FEV_1 (L)	>2.79	2.05	−3.54
FVC(L)	>3.37	4.34	+0.46
FEV_1 / FVC(%)	>74	47	−6.14
技术备注	检查过程良好。最大呼气和吸气循环 可重复性高		

警示声明：测试质量良好。

技术解读：存在阻塞性通气功能障碍。注意：流量－容积曲线的呼气和吸气支均平坦。

临床意义：结果提示固定性上气道阻塞，与临床诊断气管狭窄一致。

最终报告：该测试质量良好。存在阻塞性通气功能障碍。注意：流量－容积曲线的呼气和吸气支均平坦。结果提示固定性上气道阻塞，与临床诊断气管狭窄一致。

【病例 9】

性别	男	日期	2011-4-11	
年龄（岁）	63	体重（kg）	81.8	
身高（cm）	174	种族	高加索人	
临床记录	ILD 复查, 既往吸烟每年 15 包			

肺量测定	正常范围	基线值	标准分数
FEV_1 (L)	>2.56	1.80	-3.31
FVC(L)	>3.53	1.97	-4.52
FEV_1/ FVC(%)	>65	91	+2.77
技术备注	检查过程良好		

既往结果

基线值	2011-4-11[a]	2010-12-20	2010-10-4	2010-8-18
FEV_1 (L)	1.80	1.79	1.78	1.89
FVC(L)	1.97	1.87	1.88	2.02
VC(L)			1.95	
FEV_1/ FVC(%)	91	96	91	94
TLC(L)(标准分数)			2.81（-4.91）	2.95（-4.74）
RV(L) (标准分数)			0.86（-2.83）	0.91（-2.81）
FRC(L)(标准分数)			1.46（-3.64）	1.47（-3.51）

[a] 本次检查的结果。

警示声明:测试质量良好。

技术解读:存在限制性通气功能障碍,既往的静态肺容量测定已证实（2010 年 10 月 4 日）。

临床意义:自 2010 年 8 月 18 日肺量测定的肺功能结果一直没有显著变化。

    最终报告:该测试质量良好。存在限制性通气功能障碍,既往的静态肺容量测定已证实（2010 年 10 月 4 日）。自 2010 年 8 月 18 日肺量测定的 FEV_1 和 FVC 一直没有显著变化。

    注释:本例采用既往静态肺容量测量结果协助确定存在限制性通气障碍。参照以往静态肺容量测量结果时应同时比较当时和现在肺量测定的结果,如果结果与现在数据有明显变化应使用警示声明。如果在这段时间内肺量测定值有很大变化,那么静态肺容量测量值也会发生改变。

【病例 10】

性别	女		
年龄（岁）	52	体重（kg）	90
身高（cm）	172	种族	高加索人
临床记录	支气管哮喘(?)，从不吸烟		

	正常范围	基线值	标准分数	用药后	变化率 (%)
肺量测定					
FEV_1 (L)	>2.47	1.45	−4.20	1.90	+31
FVC(L)	>3.19	2.97	−2.12	3.29	+11
FEV_1/ FVC(%)	>70	49	−5.20	58	
技术备注	检查过程良好				

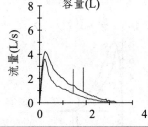

警示声明:测试质量良好。

技术解读:存在阻塞性通气功能障碍，FVC 下降。吸入支气管扩张剂后 FVC 能够达到正常范围,所以 FVC 下降可能是由于气流受限引起。对吸入支气管扩张剂有明显反应,伴不完全可逆气流受限。

临床意义:结果表明气道阻塞部分可逆,符合支气管哮喘。同样,不完全可逆的气流限制也提示存在固定的阻塞因素。

最终报告:该测试质量良好。存在阻塞性通气功能障碍。对吸入支气管扩张剂反应明显,伴不完全可逆气流受限。结果符合支气管哮喘,但是因为存在气流不完全可逆性受限,还应考虑其他诊断。

注释:对吸入支气管扩张剂反应明显,伴不完全可逆性气流受限可能表明是支气管哮喘或其他气道疾病（如支气管扩张症,慢性支气管炎）,对此应加以考虑。

【病例11】

性别	女		
年龄（岁）	39	体重（kg）	60
身高（cm）	165	种族	高加索人
临床记录	支气管哮喘，从不吸烟		

	正常范围	基线值	标准分数	用药后	变化率 (%)
肺量测定					
FEV$_1$ (L)	>2.52	2.86	-0.73	2.38	-17
FVC(L)	>3.11	3.79	-0.08	3.35	-12
FEV$_1$/ FVC(%)	>73	75	-1.19	71	

技术备注	肺量测定基线值不能满足可重复标准。用力测得的 FEV$_1$ 递次减少至 2.17L。高反应性气道？用药后的检查过程良好

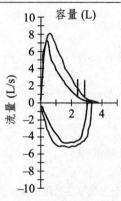

原始数据

	基线值			用药后		
用力测试	FEV$_1$	FVC	FEV$_1$/ FVC	FEV$_1$	FVC	FEV$_1$/ FVC
1	2.86	3.79	75	2.38	3.35	71
2	2.55	3.48	73	2.33	3.32	70
3	2.37	3.28	72	2.28	3.32	69
4	2.31	3.24	71			
5	2.17	3.15	69			

（续后）

续

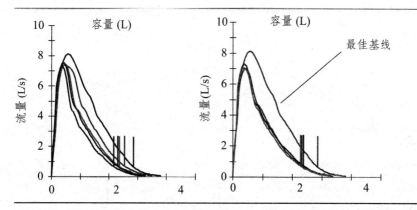

警示声明:虽然肺量测定的 FEV$_1$ 和 FVC 基线值随着测试次数下降,但测试质量良好。

技术解读:基线通气功能在正常范围。注意:基线 FEV$_1$ 递次减少至 2.17 L(FEV$_1$ 下降 24%)。吸入支气管扩张剂后,肺量测定值虽然没有恢复到最好的基线水平,但比较稳定。

临床意义:可能存在气道高反应。提示支气管哮喘控制不理想,但要结合临床表现确诊。

最终报告:该测试质量良好。基线通气功能在正常范围。注意:基线 FEV$_1$ 递次减少至 2.17 L(FEV$_1$ 下降 24%),提示可能存在气道高反应。用药后肺量测定值虽然不能恢复到最好的基线水平,但比较稳定。结果提示支气管哮喘控制不理想,但要结合临床表现确诊。

注释:此例技术备注提出气道高反应的可能。回顾原始数据我们可以看到,个人的用力程度是可接受的,FEV$_1$(和 FVC)确实递次减少,这表明存在气道高反应。用药后的测量结果是可重复的(也提示存在气道高反应),但没有回到最佳基线值(在一些气道高反应病例中,用药后测量结果可以回到最佳基线值,甚至更好)。

【病例 12】

性别	男			
年龄（岁）	57	体重（kg）	100.9	
身高（cm）	175.8	种族	高加索人	
临床记录	气管软化。阻塞依据(？)			
	正常范围	基线值	标准分数	
肺量测定				
FEV$_1$(L)	>2.83	3.62	0.06	
FVC(L)	>3.80	4.35	-0.65	
FEV$_1$/FVC(%)	>67	83	1.18	
技术备注	检查过程良好			

警示声明:测试质量良好。

技术解读:基线通气功能在正常范围。注意:流量 - 容积曲线呼气支平坦。

临床意义:虽然基线肺功能在正常范围,但流量 - 容积曲线呼气支平坦,提示胸廓内非固定上气道阻塞,符合气管软化。

最终报告:该测试质量良好。基线通气功能在正常范围。但流量 - 容积曲线呼气支平坦,提示胸廓内非固定上气道阻塞。符合气管软化。

注释:虽然流量 - 容积曲线的呼气支平坦非常明显,但 FEV$_1$/ FVC、FVC 和 FEV$_1$ 均在正常范围。这说明流量 - 容量环是解读肺量测定的重要部分,因为单独通过数值不能筛查出胸廓内上气道阻塞。

【病例 13】

性别	男		
年龄（岁）	31	体重（kg）	52.5
身高（cm）	165.5	种族	高加索人
临床记录	声带病变		

	正常范围	基线值	标准分数
肺量测定			
FEV_1 (L)	>3.16	3.31	-1.29
FVC(L)	>3.87	3.96	-1.46
FEV_1/ FVC(%)	>72	84	+0.33
技术备注	检查过程良好。注意：吸气回路均一的平坦——高度可重复，最大用力。吸气时可闻及明显的响声		

容量(L)

流量(L/s)

警示声明:测试质量良好。

技术解读:基线通气功能在正常范围。注意：流量-容积曲线吸气支平坦,吸气时可闻及声音。

临床意义:结果提示胸廓外非固定上气道阻塞,可能与声带病变有关,需结合临床表现确诊。

　　最终报告:该测试质量良好。基线通气功能在正常范围。结果提示胸廓外非固定上气道阻塞,可能与声带病变有关,要结合临床表现确诊。

（周洋洋　杨洋 译　吴琦 审校）

参考文献

1. Miller MR, Hankinson J, Brusasco V, Burgos F, Casaburi R, Coates A, et al. Standardisation of spirometry. Eur Respir J. 2005 Aug; 26(2):319–38.

2. Pellegrino R, Viegi G, Brusasco V, Crapo RO, Burgos F, Casaburi R, et al. Interpretative strategies for lung function tests. Eur Respir J. 2005 Nov; 26(5):948–68.

3. Iyer VN, Schroeder DR, Parker KO, Hyatt RE, Scanlon PD. The nonspecific pulmonary function test: longitudinal follow-up and outcomes. Chest. 2011 Apr;139(4):878–86.

4. Aaron SD,Dales RE, Cardinal P.How accurate is spirometry at predicting restrictive pulmonary impairment? Chest. 1999 Mar; 115(3):869–73.

第 3 章

静态肺容量

静态肺容量在肺功能实验室可以通过以下方法测得:

- 全身体容积描记法
- 重复呼吸冲洗法
- 氦稀释法
- 单次呼吸冲洗／稀释法

呼吸不受限的个体不同测量方法之间的差异很小,但是对于阻塞性疾病患者,不同测量方法测得的肺容量存在明显差异。例如:

- 冲洗和稀释法可能由于测试中排除了肺的非交通区域而低估检查结果。
- 体容积描记法可能因为在气流停止时口腔内压变化与肺内压变化不相等而高估测量结果。在严重上气道阻塞时上述情况更典型。

测试质量

静态肺容量不同的测量方法有其对设备、测试过程及质量的不同要求[1]。对静态肺容量测量最基本的质量控制包括以下方面:

- 无漏气(口或仪器)——在使用任何方法测量静态肺容量的过程中如果出现漏气,都会影响结果。因此漏气影响的测试结果不应被采用或报告。
- 采用肺量测定测量肺容量必须满足肺量测定结果可接受、可重复的要求。不恰当的测定方法会低估或高估肺总容量(TLC)和(或)残气量(RV)。
- 为保证测定的最大肺活量(VC),静态肺容量测量的肺活量应与肺量测定的用力肺活量(FVC)进行比较。理想状态下,VC 应高于 FVC-

150mL（150mL 是 VC 和 FVC 的可重复标准）。

- 静态肺容量测量的肺总容量（TLC）应高于气体弥散法 (T_LCO) 测得的肺泡容量 (V_A)。
- 体容积描记法测量的三次可接受的功能残气量（FRC）差值小于 5% 才视为测试结果质量良好。
- 在冲洗和稀释法中，因测试时间和恢复至正常呼吸空气时需要的时间较长，可接受测试只能完成一次。当仅得到一次可接受测试时在解读时应附以警示声明；如果可接受测试完成超过 1 次，那么两次 FRC 测定值的差值不应超过 10%。

　　判断测试质量可能需要对原始数据进行回顾，如果测试结果与测试质量相关，应附以警示声明。

说明

　　在解读中常使用的静态肺容量的参数如下：

TLC：肺总容量

FRC：功能残气量

RV：残气量

RV/TLC：残气量 / 肺总容量

正常值范围

　　对于 RV 和 RV/TLC，一般来说只有异常高的结果有意义，因此只采用正常值上限 (ULN)，定义为 +1.64 标准分数。

　　对 FRC 和 TLC 而言，结果过高或过低都有意义，正常值下限 (LLN) 定义为 –1.96 标准分数，正常值上限定义为 +1.96 标准分数。

　　说明：最新的解读指南定义 TLC 在限制性通气功能障碍中的正常值下限 (LLN) 为 –1.64 标准分数 [2]。原因尚不清楚，可能的解释是：基础的通气障碍解读策略中仅使用 TLC 定义限制性通气功能障碍，因此只需设定正常值下限。静态肺容量测定不仅可以提供有关气流受限（如过度通气）的数据，也可以鉴定限制性通气障碍，因此目前有争论认为 TLC 需同时设置正常值上限和下限。

　　肺功能报告中通常都包括静态肺容量和肺量测定测量结果，因为广义的肺通气障碍分类包含肺量测定法（参见第 2 章）和静态肺容量的测量结果。

图 3.1 是使用肺量测定和静态肺容量中的 TLC 解读肺功能的流程图。

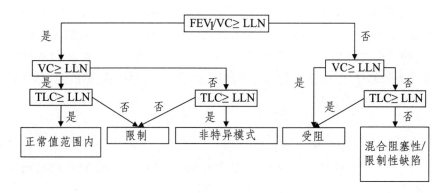

图 3.1　使用肺量测定和静态肺容量测量结果的肺功能解读流程。(Adapted and reproduced with permission of the European RespiratorySociety: *Eur Respir J November 2005 26:948–968; doi:10.1183/09031936.05.00035205.*)

当使用肺量测定和 TLC 确定通气模式时(图 3.1)，静态肺容量的其他参数可进一步协助定义异常通气模式 (表 3.1)。

表 3.1　当使用肺量测定和 TLC 确定通气模式后，静态肺容量的其他参数可进一步协助定义异常通气模式

用图 3.1 所示的解读策略	静态肺容量参数	类型
在正常值范围内	TLC>ULN	肺体积可能大
	FRC>ULN 或在正常值范围内	
	RV/TLC<ULN	
阻塞性通气功能障碍	TLC, FRC<ULN, RV/TLC>ULN	气流受限所致气体陷闭
	TLC<ULN	过度充气(FRC)
	FRC, RV/TLC>ULN	
	TLC, FRC, RV/TLC>ULN	过度充气(TLC)
限制性通气功能障碍	TLC <LLN	神经肌肉可能无力
	FRC 在正常值范围内	
	RV/TLC>ULN	

考虑非特异性通气模式

TLC>LLN、FEV$_1$/FVC>LLN、FVC 和（或）FEV$_1$ <LLN[3] 被定义为非

特异性通气模式,虽然是在 20 世纪 70 年代早期确定的 [4],但这一定义在解读中一直未受到关注。这一模式一直被认为是测试操作欠佳或阻塞性通气功能障碍(主要为小气道阻塞)[2]。但是,2011 年发表的一项研究却发现,在大约 1200 名表现为非特异性通气模式的受检者中,随访发现约 2/3 的受检者持续存在这种通气模式;其余的 1/3 受检者,非特异性模式变化为阻塞性、限制性及混合性不同的通气模式,而且在随后的随访期间均在正常值范围内 [3]。

> **术语**
>
> 充气过度的定义尚存在争议,常与 FRC、TLC 或 RV/TLC 增高相互替换 [5,6]。
>
> 在本书中,使用气道陷闭这一术语来描述 RV/TLC 增高。气体陷闭的发生是由于气流受限(阻力增加)和肺弹性回缩力下降(顺应性增加)所致 [7]。
>
> 充气过度(FRC)定义为呼气末肺容量(FRC)增加和由于渐进性气体陷闭引起的深吸气量减少。
>
> 充气过度(TLC)定义为由于充气过度(FRC)和气体陷闭(RV/TLC 增高)引起的肺总容量增高。

与既往结果比较

- 目前还没有文献用数据来定义静态肺容量参数随时间的明显改变,也没有用静态肺容量参数评估是随时间改变的解读指南 [2]。
- (F)VC 和 FEV_1 的变化大概是以识别通气功能随时间推移的改变。

静态肺容量的解读示例

静态肺容量通常要结合肺量测定结果来解读,解读过程包括以下几个步骤:

1. 核对是否需要与下列有关的警示声明:
   (1)基准值(是否适用于受检者?)
   (2)测试质量(阅读技术备注,需要核对原始数据)

2. 阅读临床记录；

3. 遵循流程图 3.1；

4. 评价肺量测定环的形状；

5. 评价对吸入支气管扩张剂的反应；

6. 撰写技术解读；

7. 与既往结果对比；

8. 把结果写入临床意义。

【病例1】

性别	女		
年龄（岁）	63	体重（kg）	95
身高（cm）	162.2	种族	高加索人
临床记录	COPD, 既往吸烟史（20包/年）		

	正常范围	基线值	标准分数	用药后	变化率 (%)
肺量测定					
FEV_1 (L)	>1.88	2.74	0.79	2.83	+3
FVC(L)	>2.52	3.24	0.09	3.30	+2
FEV_1/ FVC(%)	>68	85	1.20	86	
FEV_1/ VC (%)	>68	81	0.53		
静态肺容量					
TLC (L)	3.98~6.08	5.13	0.18		
RV (L)	<2.67	1.73	−0.82		
FRC (L)	1.83~3.88	2.02	−1.59		
RV/ TLC (%)	<50	34	−1.20		
VC (L)	>2.52	3.40			
技术备注	检查过程良好				

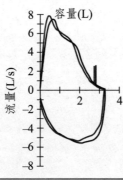

警示声明:测试质量良好。

技术解读:肺量测定值在正常范围内。对吸入支气管扩张剂无明显反应。静态肺容量在正常范围内。

临床意义:测量结果与 COPD 的肺量测定法定义不符。应考虑其他诊断。

最终报告: 该测试质量良好。基线通气功能在正常范围内。对吸入支气管扩张剂无明显反应。结果与 COPD 的肺量测定法定义不相符,应考虑其他诊断。

　　注释:如技术备注所示,这个测试质量良好,而且静态肺容量测量的 $VC > FVC-150mL$(正如本章中所有病例)。但 COPD 的定义是以肺量测定为依据,即使用支气管扩张剂后仍存在阻塞性通气功能障碍[8]。此病例不存在这种情况。静态肺容量测量并不能提供更多的鉴别诊断信息。需谨记的是,FEV_1/VC 中的 VC 是通过肺量测定或静态肺容量测定所得的最大 VC。

【病例 2】

性别	男		
年龄（岁）	44	体重（kg）	87.4
身高（cm）	173.5	种族	高加索人
临床记录	心肌病，评价呼吸功能		

	正常范围	基线值	标准分数	用药后	变化率 (%)
肺量测定					
FEV_1 (L)	>3.14	4.39	1.09	4.53	+3
FVC(L)	>4.04	6.10	2.18	6.09	+0
FEV_1/FVC(%)	>69	72	−1.19	74	
FEV_1/VC (%)	>69	72	−1.19		
静态肺容量					
TLC (L)	5.05~8.15	8.25	2.08		
RV (L)	<2.43	2.28	1.23		
FRC (L)	1.89~4.70	4.21	1.27		
RV/TLC (%)	<35	28	0.08		
VC (L)	>4.04	5.97			
技术备注	检查过程良好				

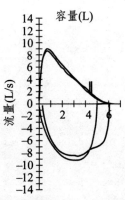

警示声明: 测试质量良好。

技术解读: 基线肺量测定值在正常范围内。对吸入支气管扩张剂无明显反应。

静态肺容量: TLC 高于 ULN，而 RV/TLC 在正常范围内。提示肺体积增大，因为没有阻塞或气体陷闭的证据。

临床意义: 无通气功能受损的证据。

最终报告：该测试质量良好。基线肺量测定值在正常范围内。对吸入支气管扩张剂无明显反应。静态肺容量测量显示 TLC 升高,而 RV/TLC 在正常范围内,提示肺体积增大。没有明显的通气功能受损。

注释：有些人肺体积比较大。重要的是不能把肺体积大和过度通气(气流受限导致 TLC 升高)相混淆。TLC 升高而 RV/TLC 在正常范围内,提示肺体积增大。TLC 升高伴有 RV/TLC 和 FRC 升高,定义为过度通气。

【病例3】

性别	女	日期	2012-1-10
年龄（岁）	53	体重（kg）	70.5
身高（cm）	163.5	种族	高加索人
临床记录	支气管哮喘复查		

	正常范围	基线值	标准分数	用药后	变化率 (%)
肺量测定					
FEV_1 (L)	>2.18	2.18	-1.64	2.33	+7
FVC(L)	>2.82	3.28	-0.57	3.30	+1
FEV_1/FVC(%)	>70	66	-2.20	71	
FEV_1/VC (%)	>70	66	-2.23		
静态肺容量					
TLC (L)	4.06~6.16	5.47	0.67		
RV (L)	<2.49	2.18	0.83		
FRC (L)	1.84~3.89	3.37	0.96		
RV/TLC (%)	<45	40	0.66		
VC (L)	>2.82	3.29			
技术备注	检查过程良好				

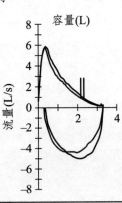

既往结果

	2012-1-10[a]	2011-12-13	2011-5-3	2011-3-15
FEV_1 (L)				

（续后）

续

基线值	2.18	2.48	2.11	
用药后	2.33	2.41	2.22	2.25
FVC(L)				
基线值	3.28	3.50	3.10	
用药后	3.30	3.54	3.14	3.44
FEV_1/FVC(%)				
基线值	66	71	68	
用药后	71	68	71	65

[a] 本次检查的结果。没有既往静态肺容量测量结果。

警示声明:测试质量良好。

技术解读:存在阻塞性通气功能障碍,对吸入支气管扩张剂无明显反应。静态肺容量在正常范围内。

临床意义:虽然对吸入支气管扩张剂无明显反应,用药后肺量测定结果回到了正常范围内,可能有一定临床意义。与 2011 年 12 月 13 日及 2011 年 5 月 3 日的肺量测定结果相比,无明显变化。

最终报告:该测试质量良好。基线肺量测定提示有阻塞性通气功能障碍,吸入支气管扩张剂无明显反应,但用药后测量结果回到了正常范围内,可能有一定临床意义。与 2011 年 12 月 13 日及 2011 年 5 月 3 日的肺量测定结果相比,无明显变化。

注释:并不清楚咨询医生为什么需要对此病例进行静态肺容量测量。不过虽然对支气管扩张剂无明显反应,但是基线肺量测定时存在的阻塞,在用药后回到了正常范围内。问题是,这有临床意义吗? 静态肺容量测量除非是结果在正常范围内,否则对结果没有任何辅助作用。

【病例4】

性别	女		
年龄（岁）	49	体重（kg）	93
身高（cm）	160	种族	高加索人
临床记录	HRCT 显示间质性肺病,没有既往肺功能测量结果		

	正常范围	基线值	标准分数	用药后	变化率 (%)
肺量测定					
FEV$_1$ (L)	>2.17	1.25	−4.31	1.36	+9
FVC(L)	>2.77	1.54	−4.65	1.61	+5
FEV$_1$/FVC(%)	>71	81	0.13	84	
FEV$_1$/VC (%)	>71	74	−1.01		
静态肺容量					
TLC (L)	3.85~5.95	2.81	−3.90		
RV (L)	<2.34	1.13	−1.54		
FRC (L)	1.70~3.75	1.55	−2.26		
RV/TLC (%)	<44	40	0.96		
VC (L)	>2.77	1.68			
技术备注	检查过程良好				

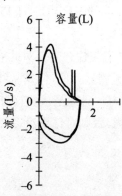

警示声明:测试质量良好。

技术解读:基线肺量测定值提示有限制性通气功能障碍,对吸入支气管扩张剂无明显
反应。静态肺容量确诊为限制性通气。

临床意义:确诊的限制性通气功能障碍符合间质性肺病诊断。

最终报告：该测试质量良好。结果显示存在限制性通气功能障碍。对吸入支气管扩张剂无明显反应。结果符合间质性肺病的诊断。

注释：此病例同时应用肺量测定和静态肺容量测量来诊断限制性通气功能障碍。

【病例 5】

性别	男		
年龄（岁）	47	体重（kg）	102
身高（cm）	176	种族	高加索人
临床记录	结节病		

	正常范围	基线值	标准分数	用药后	变化率 (%)
肺量测定					
FEV_1 (L)	>3.16	1.09	−6.05	1.18	+8
FVC(L)	>4.10	2.18	−5.11	2.24	+3
FEV_1/FVC(%)	>69	50	−4.82	53	
FEV_1/VC (%)	>69	47	−5.26		
静态肺容量					
TLC (L)	5.26~8.36	4.50	−2.92		
RV (L)	<2.55	2.20	0.71		
FRC (L)	2.03~4.85	3.03	−0.57		
RV/TLC (%)	<36	49	4.66		
VC (L)	>4.10	2.30			
技术备注	检查过程良好				

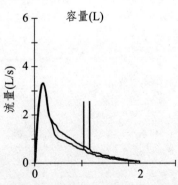

警示声明:测试质量良好。

技术解读:存在阻塞性通气功能障碍伴 FVC 减少。对吸入支气管扩张剂无明显反应。静态肺容量测量中 TLC 减少确认为限制性,RV/TLC 升高提示存在气体陷闭。因此是阻塞性和限制性混合通气功能障碍。

临床意义:结果符合结节病诊断。

最终报告：该测试质量良好。存在阻塞性和限制性混合通气功能障碍。对吸入支气管扩张剂无明显反应。结果符合结节病诊断。

注释：阻塞性和限制性混合通气功能障碍需要用肺量测定联合静态肺容量测量共同诊断。虽然结节病常表现为肺间质及实质病变，但气道也可受累，从而引起气道阻塞 [9]。

【病例 6】

	正常范围	基线值	标准分数
性别	男		
年龄（岁）	47	体重（kg）	189
身高（cm）	176	种族	高加索人
临床记录	肥胖低通气综合征。限制性通气（？）		
肺量测定			
FEV$_1$(L)	>3.16	3.10	-1.77
FVC(L)	>4.10	3.85	-2.10
FEV$_1$/FVC(%)	>69	81	0.37
FEV$_1$/VC (%)	>69	78	-0.05
静态肺容量			
TLC (L)	5.26~8.36	5.77	-1.31
RV (L)	<2.55	1.80	-0.36
FRC (L)	2.03~4.85	1.99	-2.02
RV/TLC (%)	<36	31	0.55
VC (L)	>4.10	3.97	
技术备注	检查过程良好		

警示声明：测试质量良好。

技术解读：基线肺量测定可能存在限制性通气功能障碍，但 TLC 在正常范围内，提示为非特异性通气模式。注意 FRC 下降与肥胖一致。

临床意义：结果与病态肥胖患者的肺功能相符。

最终报告：该测试质量良好。结果为非特异性通气模式。FRC 下降与病态肥胖症相符。结果与病态肥胖患者的肺功能相符。

注释：要用肺量测定联合静态肺容量测量来确诊非特异性通气模式。需注意的是，FRC 下降而 TLC 正常，这是常见于病态肥胖症患者的常见模式，可能是由于胸壁上的重力作用导致静息呼气末容积减小。FVC 下降也可能由于超重导致胸壁扩张受限所致。

【病例 7】

性别	男		
年龄（岁）	59	体重（kg）	54.6
身高（cm）	162.5	种族	高加索人
临床记录	COPD		

	正常范围	基线值	标准分数	用药后	变化率 (%)
肺量测定					
FEV$_1$ (L)	>2.25	0.42	−6.22	0.49	+17
FVC(L)	>3.05	1.73	−4.44	1.95	+13
FEV$_1$/FVC(%)	>66	24	−8.77	25	
FEV$_1$/VC (%)	>66	21	−9.33		
静态肺容量					
TLC (L)	4.22~7.33	6.30	0.66		
RV (L)	<2.50	4.30	6.44		
FRC (L)	1.50~4.32	5.50	3.61		
RV/TLC (%)	<39	68	8.15		
VC (L)	>3.05	2.00			
技术备注	检查过程良好				

警示声明:测试质量良好。

技术解读:基线肺量测定时存在阻塞性通气功能障碍伴 FVC 减少。对吸入支气管扩张剂有明显反应,伴不完全可逆性气流受限。静态肺容量测量显示充气过度(FRC 升高),提示 FVC 减少是由于气流受限所致。

临床意义:结果符合 COPD 诊断。

最终报告:该测试质量良好。存在阻塞性通气功能障碍伴明显的充气过度(FRC)。对吸入支气管扩张剂反应明显,伴不完全可逆性气流受限。结果符合 COPD 诊断。

注释:在这个病例中,肺量测定值提示阻塞性通气功能障碍。FVC 下降,但仅做肺量测定并不能明确病因。静态肺容量测量显示 TLC 在正常范围内,故可排除限制性通气功能障碍。FRC 和 RV/TLC 升高,提示气流受限引起过度充气(FRC),可能是 FVC 下降的原因。

【病例 8】

性别	男	日期	2011-2-6	
年龄（岁）	50	体重（kg）	69.6	
身高（cm）	185	种族	高加索人	
临床记录	COPD, 吸烟, 复查			

	正常范围	基线值	标准分数	用药后	变化率 (%)
肺量测定					
FEV_1 (L)	>3.47	1.31	−5.87	1.45	+11
FVC(L)	>4.57	3.81	−2.87	3.93	+3
FEV_1/FVC(%)	>68	34	−7.37	37	
FEV_1/VC (%)	>68	31	−8.00		
静态肺容量					
TLC (L)	6.02~9.13	9.55	2.49		
RV (L)	<2.82	5.28	8.23		
FRC (L)	2.59~5.32	6.34	3.38		
RV/TLC (%)	<37	55	5.82		
VC (L)	>4.57	4.27			
技术备注	检查过程良好				

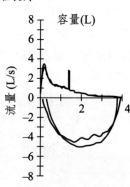

既往结果

	2011-2-6[a]	2011-1-10
FEV_1 (L)		

（续后）

续

基线值	1.31	1.56
用药后	1.45	1.75
FVC(L)		
基线值	3.87	3.93
用药后	3.93	4.13
FEV_1/FVC(%)		
基线值	34	40
用药后	37	42

[a] 本次检查的结果。没有既往静态肺容量测量结果。

警示声明:测试质量良好。

技术解读:基线肺量测定存在阻塞性通气功能障碍伴 FVC 减少。对吸入支气管扩张剂无明显反应。静态肺容量测量显示充气过度（TLC 升高），提示 FVC 减少是由于气流受限。

临床意义:与 2011 年 1 月 10 日肺量测定值相比，FEV_1 显著下降。结果符合 COPD 诊断。

最终报告:该测试质量良好。存在阻塞性通气功能障碍伴明显的充气过度（TLC）。对吸入支气管扩张剂无明显反应。结果符合 COPD 诊断。与 2011 年 1 月 10 日的肺量测定值相比，FEV_1 显著下降。

注释:肺量测定值提示阻塞性通气功能障碍。FVC 下降，但仅做肺量测定并不能明确病因。静态肺容量测量显示 TLC 升高，故可排除限制性通气功能障碍是引起 FVC 下降的原因。FRC 和 RV/TLC 升高，提示气流受限引起过度充气（TLC），可能是 FVC 下降的原因。

（张凯茹　吴茜 译　李莉 审校）

参考文献

1. Wanger J, Clausen JL, Coates A, Pedersen OF, Brusasco V, Burgos F, et al. Standardisation of the measurement of lung volumes. Eur Respir J. 2005 Sep; 26(3):511–22.

2. Pellegrino R, Viegi G, Brusasco V, Crapo RO, Burgos F, Casaburi R, et al. Interpretative strategies for lung function tests. Eur Respir J. 2005 Nov; 26(5):948–68.

3. Iyer VN, Schroeder DR, Parker KO, Hyatt RE, Scanlon PD. The nonspecific pulmo-

nary function test: longitudinal follow-up and outcomes. Chest. 2011 Apr; 139(4):878–86.

4. Olive JT, Jr.,, Hyatt RE. Maximal expiratory flow and total respiratory resistance during induced bronchoconstriction in asthmatic subjects. Am Rev Respir Dis. 1972 Sep; 106(3):366–76.

5. Leith DE, Brown R. Human lung volumes and the mechanisms that set them. Eur Respir J. 1999 Feb; 13(2):468–72.

6. Gibson GJ. Pulmonary hyperinflation a clinical overview. Eur Respir J. 1996 Dec; 9(12):2640–9.

7. Casanova C, Cote C, de Torres JP, Aguirre-Jaime A, Marin JM, Pinto-Plata V, et al. Inspiratory-to-total lung capacity ratio predicts mortality in patients with chronic obstructive pulmonary disease. Am J Respir Crit Care Med. 2005 Mar 15; 171(6):591–7.

8. Global Strategy for the Diagnosis, Management and Prevention of COPD, Global Initiative for Chronic Obstructive Lung Disease (GOLD). 2013; Available from: http://www.goldcopd.org/ [accessed 11 March 2014].

9. Statement on sarcoidosis. Joint Statement of the American Thoracic Society (ATS), the European Respiratory Society (ERS) and the World Association of Sarcoidosis and Other Granulomatous Disorders (WASOG) adopted by the ATS Board of Directors and by the ERS Executive Committee, February 1999. Am J Respir Crit Care Med. 1999 Aug; 160(2):736–55; 10.1164/ajrccm.160.2.ats4-99;http://www.atsjournals.org/doi/pdf/10.1164/ajrccm.160.2.ats4-99 [accessed 21March 2014].

第 4 章

一氧化碳弥散量:单次呼吸法

一氧化碳弥散量 (T_LCO) 测定无论从生理角度还是技术角度来说都是呼吸功能实验室较为复杂的一项检查。T_LCO,也称为一氧化碳弥散能力 (D_LCO),对一氧化碳从肺泡转移到红细胞进行量化评估,因此,反映了肺泡 – 毛细血管膜气体交换过程的完整性。测量 T_LCO 最常用的方法是单次呼吸法,本章将就此进行讨论。

该试验操作过程要求受检者接好咬口,夹上鼻夹,嘴唇紧闭后进行潮式呼吸。数次潮式呼吸后,告知受检者呼气至残气量（RV）,然后迅速吸入特殊测试混合气体至肺总容量（TLC）。测试混合气体包括一氧化碳（CO）、氧气、氮气以及氦气或甲烷惰性气体。一旦吸气至 TLC,受检者需屏气约 8 秒,然后再次呼气至 RV。呼出气体的第一部分弃去不用（无效腔冲洗）,剩余呼出气体则被收集取样分析（图 4.1）。通过气体分析、容量测量和计时,可计算一氧化碳弥散量的参数值。详细的测试方法和计算见参考文献 1。

用于测试质量评估和解读的一氧化碳弥散量的相关参数如下:

- T_LCO:一氧化碳跨肺转移,是对气体通过肺时弥散功能的测量。
  - 单位:mmol/(min·kPa)(国际制单位) 或 mL/(min·mmHg)。
  - 把 mmol/(min·kPa) 转换为 mL/(min·mmHg),需将 T_LCO 乘以 2.987。
- V_A,肺泡容量:参与气体交换的肺泡容量。
  - 单位:升 (L)。
- KCO,一氧化碳弥散系数:肺泡的 CO 吸收率,kCO,经肺内压校正。
  - 单位:mmol/(min·kPa·L)(国际制单位) 或 mL/(min·mmHg·L)。
- V_I,吸气量:用于质量评估。

- 单位：升 (L)。
- $T_L CO_{Hb\,corr}$：经标准血红蛋白值校正的 $T_L CO$（后文将详细描述）。

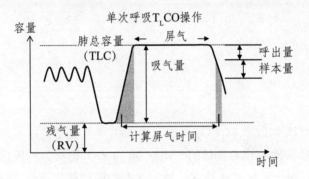

图 4.1　单次呼吸法测定一氧化碳弥散量示意图。

测试质量

- 可接受性标准[1]：
  - 吸气量≥最大肺活量的 85%。
  - 吸气时间 <4 秒。
  - 屏气时间为 10±2 秒。
  - 屏气时的肺容量保持恒定，没有 Mueller 或 Valsalva 动作或者漏气。
  - 冲洗和取样的呼出时间 <4 秒（取样时间 <3 秒）。
  - 无效腔容积清除得当。
  - 肺泡气体样本正确分析。
- 可重复性标准[1]：
  - 最少 2 次合格测试。
  - 每次测试值之差均≤ 1 mmol/（min·kPa）或最大值之差≤ 10%。
- 不符合上述标准的测试需谨慎解读。
  - 在阻塞时屏气和取样时间常会增加。
  - 吸气量 < 最大肺活量的 85%：当吸气未达到肺总容量（TLC）时，$T_L CO$ 和 V_A 会减少；如果呼气未达到残气量导致吸气量减少，而吸气达到肺总容量，则对 $T_L CO$ 或 V_A 影响不大。
  - 增加或减少肺毛细血管血流量分别会导致 $T_L CO$ 的高估或低估。

- 取样之前无效腔冲洗不充分可能会导致 T_LCO 的低估。
- 当出现漏气时,应放弃继续测试,并且不能用于测试解读。
- 操作员应在技术备注中记录测试质量,并告知解读结果。

解读时应考虑的因素

一氧化碳弥散量测试是对气体交换进行评估。因此,在解读过程中除了考虑测试过程中的技术因素外,还应考虑可能影响气体交换的其他因素。

一氧化碳弥散量 (T_LCO)

表 4.1 列出可能影响 T_LCO 的因素。其中部分因素可以通过严格遵守测试性能标准或对测量值进行校正来消除。这些因素的影响详述如下:

- 血红蛋白 (Hb)
  - 血红蛋白减少会导致 T_LCO 降低,血红蛋白增加会导致 T_LCO 升高,这是由于一氧化碳与红细胞结合位点减少或增加所致。
  - 考虑到血红蛋白的差异通常要使 T_LCO 值标准化。将参数标记为

表 4.1 影响 T_LCO 的因素

可导致 T_LCO 减小的因素	举例
• 肺泡膜表面积减小	• 肺气肿,肺泡膨胀不全,肺单位缺失
• 肺泡膜厚度增大	• 间质疾病,肺水肿
• 肺毛细血管血容量减少	• 肺栓塞,肺高压,微血管破坏,Valsalva 动作
• 贫血	• 血红蛋白减少,碳氧血红蛋白增加
• 肺内气体成分改变	• 吸氧导致的 P_iO_2 升高
可导致 T_LCO 升高的因素	
• 肺气体成分改变	• 海拔导致低 P_iO_2,P_ACO_2 升高
• 肺毛细血管血流量增加	• 运动,肺切除术后血流重新分布,Mueller 动作
• 红细胞增多	• 有时为气体交换受损的结果
• 肺泡腔出血	• 肺出血
• 体位	• 仰卧位

$T_LCO_{Hb\,corr}$(经血红蛋白校正的 T_LCO),儿童(<15 岁)和女性要按血红蛋白 13.4 g/dL 标准化,男性按 14.6 g/dL 标准化。血红蛋白校正公式见参考文献 1。

- 在解读的过程中,一定要考虑血红蛋白校正的和未校正的 T_LCO。$T_LCO_{Hb\,corr}$ 能了解肺泡膜和肺血管的完整性,从而在不考虑血红蛋白变化的前提下进行前后对比。未校正的 T_LCO 可以提供功能信息。例如病例 5 所示,肺泡膜和肺血管完好无损 ($T_LCO_{Hb\,corr}$ >LLN),而未校正的 T_LCO 提示由于贫血导致气体交换受损,影响了受检者的功能。

- 碳氧血红蛋白 (COHb)
  - COHb 升高,因 CO 由肺泡进入毛细血管的弥散梯度降低而导致 T_LCO 被低估,且结合位点减少导致贫血样效应的产生。
  - 吸烟和烟草暴露及其他环境可能会使血中 CO 含量增加,从而对 T_LCO 的测量产生不利的影响。一氧化碳校正公式见参考文献 1。
  - 若未对 COHb 进行校正,则应在报告中附以警示声明,说明可能增加的暴露因素(例如,在测试前 4 小时内吸了 5 支烟,可能导致 T_LCO 被低估)。

- 肺泡氧分压(P_AO_2)
  - P_AO_2 增加,如吸氧治疗的患者,由于增加了 CO 与血红蛋白结合位点的竞争,导致 T_LCO 被低估。同样,过度通气也会影响 P_AO_2 和 T_LCO。
    - 吸氧的受检者,确保在相对安全的情况下,测试操作之前应脱离氧疗至少 10 分钟,将吸氧的影响降到最低。在较高 P_AO_2 水平下进行测试的校正公式见参考文献 1。
  - P_AO_2 降低,如高原环境,由于减少了 CO 与血红蛋白结合位点的竞争,可导致 T_LCO 被高估。海拔高度校正公式见参考文献 1。P_AO_2 也会由于动脉血二氧化碳分压升高而减低。据估计,P_AO_2 每降低 0.133 kPa,T_LCO 将会增加 0.31%~0.35%[1]。

- 肺毛细血管血容量
  - 肺毛细血管血容量增加会导致 T_LCO 升高(例如 Mueller 动作,运动),血容量降低将导致 T_LCO 降低(例如 Valsalva 动作)。测试的合格标准中避免以上情况。

– 从立位到卧位会由于肺血流所分布的改变而导致 T_LCO 升高。

– 有观点认为,一些稳定期哮喘或肥胖的受检者,由于肺血流量或分布的改变而引起 T_LCO 升高 [2]。

肺泡容量

下列因素可引起肺泡容量下降:

- 肺的不完全膨胀(例如神经肌肉疾病,未完全吸气至肺总容量)。
- 肺单位缺失(例如肺切除、肺不张、局部肺毁损)。
- 吸入气体混合不佳(例如显著的气流阻塞)。

每个个体的肺泡容量下降可能是上述多个因素综合作用的结果 [2]。

弥散系数(KCO)

KCO 可被 T_LCO 或 V_A 的因素所影响。

报告解读

- 用于解读 T_LCO 的主要参数如下:
  – T_LCO
  – V_A
  – KCO

一氧化碳弥散量测试结果通常与肺量测定结果一起报告。静态肺容量(SLV),特别是 TLC,也有助于解读 V_A 的改变(见下文)。

正常值范围

1. 对于 T_LCO 和 V_A,通常关注异常低的结果。LLN 设定为 -1.64 标准分数。

2. 对于 KCO,异常高和低的结果都应关注。正常值上限(ULN)和正常值下限(LLN)设定为 ±1.96 标准分数。

任何原因(例如贫血、V_A 减少、肺实质功能障碍)导致的 T_LCO 下降都是功能异常。

- 如果有相关信息,均应考虑血红蛋白和碳氧血红蛋白对 T_LCO 的影响。T_LCO 减低主要由于转移问题(贫血,CO 反压)引起,而不是肺实质或肺血管疾病所致。
- 同样,如有必要,还要考虑吸入氧分压变化的影响。

对血红蛋白和碳氧血红蛋白校正

与报告 T_LCO 的参数要保持一致。

报告中应明确 T_LCO 参数是否进行了血红蛋白和 (或) 碳氧血红蛋白校正。

例如, 血红蛋白校正的 T_LCO 可报告如下：

经血红蛋白校正的一氧化碳弥散量, 是……

或者血红蛋白和碳氧血红蛋白校正的 T_LCO：

经血红蛋白和碳氧血红蛋白校正的一氧化碳弥散量, 是……

或未校正 T_LCO：

未经血红蛋白校正的一氧化碳弥散量, 是……

当 V_A 减少时, 用 SLV(体积描记法或多次呼吸冲洗法) 测量的 TLC 可提供有关原因的信息：

- 加重的气道阻塞 (FEV$_1$/FVC) 和恶化的 V_A/TLC 之间有一定联系 [3,4], 可以用气体混合差来解释。
- V_A/TLC 接近一致提示肺单位缺失是导致 V_A 下降的原因 [3,4]。

表 4.2 提供了用 T_LCO、V_A 和 KCO 解读的策略。

表 4.2　用 T_LCO、V_A 和 KCO 解读一氧化碳弥散量的策略

T_LCO	其他参数	报告
>LLN	V_A >LLN	T_LCO 在正常范围内
	V_A <LLN	肺泡容量减小, T_LCO 在正常范围内
<LLN	V_A >LLN	肺泡容量在正常范围内, T_LCO 降低, 提示有肺实质或肺血管疾病
	V_A <LLN KCO<LLN	T_LCO 和 V_A 随着 KCO 下降而降低, 提示有肺实质或肺血管疾病
	V_A <LLN LLN<KCO<ULN	T_LCO 和 V_A 都降低。如果 KCO 在正常范围内, T_LCO 的降低可能是由于肺泡容量减小、肺实质或肺血管病或者上述因素的组合作用
	V_A <LLN KCO>ULN	T_LCO 和 V_A 都降低。KCO 升高提示 T_LCO 的降低是由于肺泡膨胀不全而不是肺实质或肺血管疾病引起

KCO 在报告解读中的作用

在书写报告时,KCO 在解读策略中的作用尚不确定而且有争议。尽管有些观点 [2] 强调 KCO 在气体交换的评估中起着不可或缺的作用,并把它用作解读策略的一个主要参数,但其他观点 [5,6] 对其在解释策略中的作用持谨慎态度,认为 KCO 在气体交换的解读中作用不大。

存在不同观点的部分原因可能是,KCO 常被错误地描述为"肺泡容量校正"。KCO 是描述进行测量的单位肺泡容量一氧化碳弥散量的一个比例常数。以 TLC 的比例测量的 T_LCO 与 V_A,二者之间是非线性关系(即,KCO 随着 V_A/TLC 的改变而改变)[2],因此不能描述为"校正"。KCO 在解读中的作用详见参考文献 2。

为简单起见,在解读过程中,仅在检测 T_LCO 和 V_A 之后使用 KCO。这将 KCO 的作用限定在下述个别情况下。

1.T_LCO 和 V_A 都下降,而且:

– KCO 升高(>ULN),应考虑肺外因素。当肺泡未完全膨胀至 TLC 时(例如,吸气用力不佳,呼吸肌无力,胸壁受限),KCO 会升高 [2,5]。

– KCO 在正常范围内,应谨慎解读。在 T_LCO 和 V_A 降低的情况下 KCO 正常时,可能存在病理改变。这种结果可能是由于肺单位缺失(分散或弥漫)、气体混合不佳、肺实质或肺血管疾病或者上述因素同时存在 [2]。

– KCO 低(<LLN),肺实质或肺血管疾病可能是其主要原因 [2,7]。

2.T_LCO 在正常范围内而 V_A 下降:

– 若 KCO 升高(>ULN),应考虑:

  • 肺泡膨胀不全(解释见上文)。

3. 当 T_LCO 在正常范围内(通常为显著升高)而 V_A 在正常范围或下降:

– KCO 升高(>ULN),应考虑:

  • 肺泡出血 [2]。

与既往结果比较

• 研究表明 [8,9],短期内变化 $>\pm 1.60$ mmol/(min·kPa),长期(年)变化 >10%,可能表明临床上变化显著。

一氧化碳弥散量的解读示例

按以下步骤进行解读:

1. 核对是否需要与下列有关的警示声明:

 (1) 基准值(是否适用于受检者? 详见第1章)。

 (2) 测试质量(阅读技术备注,如果需要应核对原始数据)。

 (3) 影响 T_LCO 测量的因素(如:如果未做碳氧血红蛋白校正应标注近期吸烟史)。

2. 阅读临床记录。

3. 解读肺量测定值。

4. 解读 SLV 测量值(如果有)。

5. 评价吸入支气管扩张剂的反应。

6. 评估肺量测定环的形状。

7. 解读 T_LCO(见表4.2)。

8. 撰写技术解读。

9. 与既往结果比较。

10. 把结果写入临床意义。

在下列病例中,均进行了血红蛋白校正。因为测试是在海平面附近进行的,因此未进行海拔校正。无需进行碳氧血红蛋白校正和吸入氧分压(P_IO_2)升高(吸氧)校正。

【病例1】

性别	女		
年龄（岁）	28	体重（kg）	69
身高（cm）	170	种族	高加索人
临床记录	激光烟雾暴露		

	正常范围	基线值	标准分数
肺量测定			
FEV_1 (L)	>2.86	3.73	+0.59
FVC(L)	>3.39	4.22	+0.15
FEV_1/FVC(%)	>75	88	+0.59
FEV_1/VC(%)	>75	88	+0.59
静态肺容量			
TLC（L）	4.44~6.54	5.72	+0.42
RV（L）	<2.12	1.69	+0.52
FRC（L）	2.00~4.05	3.25	+0.43
RV/TLC（%）	<35	30	+0.73
VC（L）	>3.39	4.03	
单次呼吸法测定的一氧化碳弥散量			
V_I (L)		3.83	
V_A (L)	>4.4	5.7	+0.23
$T_L CO$ [mmol/(min·kPa)]	>6.6	10.0	+0.87
$T_L CO_{Hb\,corr}$ [mmol/(min·kPa)]		9.9	+0.85
KCO [mmol/(min·kPa·L)]	1.1~2.1	1.7	+0.52
$KCO_{Hb\,corr}$ [mmol/(min·kPa·L)]		1.7	+0.50
Hb (g/dL)		13.5	
技术备注	检查过程良好		

警示声明:测试质量良好。

技术解读:基线肺量测定值在正常范围内。SLV 在正常范围内。肺泡容量和经血红蛋白校正的一氧化碳弥散量在正常范围内。

临床意义:肺功能在正常范围内。未发现异常。

　　最终报告: 测试质量良好。基线肺量测定值在正常范围内。经血红蛋白校正的一氧化碳弥散量在正常范围内。此次检查未发现异常。

　　注释:该病例提供了一个检查结果在正常范围内的示例。

【病例2】

性别:	女		
年龄（岁）	51	体重（kg）	51
身高（cm）	161	种族	高加索人
临床记录	COPD,HRCT 显示为肺气肿		

	正常范围	用药后	标准分数
肺量测定			
FEV_1 (L)	>2.15	0.76	−5.63
FVC(L)	>2.77	2.90	−1.32
FEV_1/FVC(%)	>70	26	−9.03
FEV_1/VC(%)	>70	22	−9.73
静态肺容量			
TLC(L)	3.91~6.01	5.80	+1.56
RV(L)	<2.40	2.35	+1.51
FRC(L)	1.75~3.80	3.59	+1.56
RV/TLC(%)	<45	41	+1.00
VC(L)	>2.77	3.45	
单次呼吸法测定的一氧化碳弥散量			
V_I (L)		2.80	
V_A (L)	>4.1	4.2	−1.48
$T_L CO$ [mmol/(min·kPa)]	>5.4	2.1	−5.20
$T_L CO_{Hb\,corr}$ [mmol/(min·kPa)]		2.1	−5.24
KCO [mmol/(min·kPa·L)]	1.0~1.8	0.5	−4.32
$KCO_{Hb\,corr}$ [mmol/(min·kPa·L)]		0.5	−4.35
Hb (g/dL)		14.2	
技术备注	检查过程良好		

警示声明:测试质量良好。

技术解读:应用支气管扩张剂后的肺量测定发现存在阻塞性通气功能障碍。SLV 在
正常范围内。肺泡容量在正常范围内,经血红蛋白校正的一氧化碳弥散量
减少,提示有肺实质或肺血管性疾病。

临床意义:结果符合肺气肿的诊断。

    最终报告:测试质量良好。应用支气管扩张剂后存在阻塞性通气功
能障碍。肺泡容量在正常范围内,经血红蛋白校正的一氧化碳弥散量减
少,提示有肺实质或肺血管疾病。结果符合肺气肿的诊断。

    注释:应用支气管扩张剂后肺量测定发现的肺阻塞与 COPD 肺量测
定的定义一致(见第 2 章)。T_LCO 减少提示气体交换受损。这些表现与
肺气肿的 HRCT 表现一致。

【病例 3】

性别	女		
年龄（岁）	33	体重（kg）	178
身高（cm）	165	种族	高加索人
临床记录	肥胖低通气综合征		

	正常范围	基线值	标准分数
肺量测定			
FEV_1 (L)	>2.63	1.62	−4.40
FVC(L)	>3.17	1.80	−4.80
FEV_1/FVC(%)	>74	90	+1.04
FEV_1/VC(%)	>74	77	−1.18
静态肺容量			
TLC（L）	4.15~6.25	2.90	−4.29
RV（L）	<2.12	0.89	−1.58
FRC（L）	1.84~3.89	1.04	−3.48
RV/TLC（%）	<37	31	+0.54
VC（L）	>3.17	2.11	
单次呼吸法测定的一氧化碳弥散量			
V_I (L)		1.99	
V_A (L)	>4.1	2.6	−3.91
T_LCO [mmol/(min·kPa)]	>6.2	6.0	−1.77
T_LCO $_{Hb\ corr}$ [mmol/(min·kPa)]		5.6	−2.08
KCO [mmol/(min·kPa·L)]	1.1~2.1	2.3	+2.60
KCO $_{Hb\ corr}$ [mmol/(min·kPa·L)]		2.2	+2.10
Hb (g/dL)		16.1	
技术备注	检查过程良好		

警示声明:测试质量良好。

技术解读:BMI 为 65kg/m²。肺量测定显示有限制性通气功能障碍,经 SLV 证实。经血红蛋白校正的 T_LCO 和 V_A 减少。KCO 升高提示 T_LCO 减少是由于肺泡膨胀不全而不是肺实质或肺血管疾病所致。注:血红蛋白为 16.1g/dL。

临床意义:此结果与病态肥胖症患者所见一致。

最终报告:测试质量良好。有限制性通气障碍。肺泡容量和经血红蛋白校正的一氧化碳弥散量均减少。结果提示,T_LCO 减少是由于肺泡膨胀不全而不是肺实质或肺血管疾病所致。此结果与病态肥胖症患者所见一致。

注释:该病例显示肺外因素导致肺泡膨胀不全而引起的 T_LCO 减少(KCO 标准分数 > 1.96)。在此病例中,胸部超重量可能阻碍胸壁完全扩张,或者腹部重量使膈肌不能移位,可能阻碍肺的完全扩张。注意:FRC 减少符合肥胖(FRC 接近 RV);患者的潮气呼吸处于较低容量,减少了呼吸做功。

【病例 4】

性别	男		
年龄（岁）	67	体重（kg）	67.8
身高（cm）	169.5	种族	高加索人
临床记录	充血性心力衰竭		

	正常范围	基线值	标准分数	用药后	变化率（%）
肺量测定					
FEV_1 (L)	>2.24	3.27	+0.72	3.32	+2
FVC(L)	>3.15	4.22	+0.43	4.15	−2
FEV_1/FVC(%)	>65	77	+0.55	80	
FEV_1/VC(%)	>65	74	−0.04		
静态肺容量					
TLC（L）	4.80~7.91	6.84	+0.61		
RV（L）	<2.82	2.42	+0.57		
FRC（L）	1.91~4.72	3.56	+0.34		
RV/TLC（%）	<42	35	+0.05		
VC（L）	>3.15	4.42			
单次呼吸法测定的一氧化碳弥散量					
V_I (L)		4.03			
V_A (L)	>5.2	6.3	+0.03		
$T_L CO$ [mmol/(min·kPa)]	>6.2	5.7	−2.12		
$T_L CO_{Hb\,corr}$ [mmol/(min·kPa)]		5.9	−1.96		
KCO [mmol/(min·kPa·L)]	0.9~1.6	0.9	−2.28		
$KCO_{Hb\,corr}$ [mmol/(min·kPa·L)]		0.9	−2.08		
Hb (g/dL)		13.4			
技术备注	检查过程良好				

（续后）

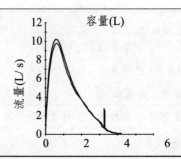

警示声明:测试质量良好。

技术解读:基线肺量测定值在正常范围内。对吸入支气管扩张剂无明显反应。SLV 在正常范围内。肺泡容量在正常范围内,经血红蛋白校正的一氧化碳弥散量降低。结果提示为肺实质或肺血管性疾病。

临床意义:结果符合充血性心力衰竭。

最终报告:测试过程良好。基线肺量测定值在正常范围内。对吸入支气管扩张剂无明显反应。肺泡容量在正常范围内,经血红蛋白校正的一氧化碳弥散量降低,提示有肺实质或肺血管性疾病。结果符合充血性心力衰竭。

注释:虽然肺功能不能诊断充血性心力衰竭,但在肺量测定值正常或限制性通气障碍时 $T_L CO$ 减少,则与充血性心力衰竭患者所见模式是一致的。$T_L CO$ 降低可能源于心输出功能差、肺动脉压变化和(或)肺水肿。

【病例 5】

性别	男		
年龄(岁)	61	体重(kg)	84
身高(cm)	178	种族	高加索人
临床记录	支气管哮喘(?)。咳嗽,气促。行支气管激发试验		

	正常范围	基线值	标准分数
肺量测定			
FEV_1 (L)	>2.80	3.24	−0.72
FVC(L)	>3.82	4.10	−1.15
FEV_1/FVC(%)	>66	79	+0.61
FEV_1/VC(%)	>66	78	+0.51
静态肺容量			
TLC(L)	5.46~8.57	6.52	−0.62
RV(L)	<2.88	2.39	+0.33
FRC(L)	2.25~5.07	3.56	−0.14
RV/TLC(%)	<40	37	+0.93
VC(L)	>3.82	4.13	
单次呼吸法测定的一氧化碳弥散量			
V_I (L)		3.83	
V_A (L)	>5.9	6.3	−1.02
$T_L CO$ [mmol/(min·kPa)]	>7.4	6.1	−2.71
$T_L CO_{Hb\,corr}$ [mmol/(min·kPa)]		10.6	+0.93
KCO [(mmol/(min·kPa·L)]	1.0~1.7	1.0	−2.23
KCO $_{Hb\,corr}$ [mmol/(min·kPa·L)]		1.7	+2.07
Hb (g/dL)		5.2	

技术备注	检查过程良好。因贫血未行激发试验。与临床医师商议后,将患者转入急诊进行贫血诊断和治疗。Hb 取自全血检测

警示声明:测试质量良好。由于贫血未行激发试验。与临床医师商议后,将患者转入

急诊进行贫血诊断和治疗。

技术解读：基线肺量测定值在正常范围内。SLV 在正常范围内。肺泡容量和经血红蛋白校正的一氧化碳弥散量在正常范围内。注：血红蛋白为 5.2g/dL，未校正的一氧化碳弥散量由于贫血而降低。

临床意义：未校正的一氧化碳弥散量由于贫血而降低。

最终报告：测试质量良好。基线肺量测定值在正常范围内。肺泡容量和经血红蛋白校正的一氧化碳弥散量在正常范围内。注：血红蛋白为 5.2g/dL，因此使未校正的一氧化碳弥散量而降低。由于发现贫血，此次未行支气管激发试验，若临床需要可重新申请。将患者转至急诊科检查贫血原因并进行评估和治疗。

注释：该病例强调了测定血红蛋白对于校正 $T_L CO$ 的重要性。未校正的 $T_L CO$ 低于正常值下限，经血红蛋白校正后 $T_L CO$ 恢复至正常范围内（此病例血红蛋白校正后 $T_L CO$ 增加 4.5 个单位）。若是未经血红蛋白校正 $T_L CO$，则无法判断 $T_L CO$ 是否因以下情况而减少：

1. 血液携带一氧化碳（和氧）的能力问题。

2. 肺毛细血管本身的问题。

3. 1 和 2 同时存在？

经血红蛋白校正和未校正的 $T_L CO$ 明确提示 $T_L CO$ 由于贫血而降低，而肺泡毛细血管膜功能正常。

【病例 6 】

性别	女		
年龄（岁）	49	体重（kg）	70
身高（cm）	160	种族	高加索人
临床记录	间质性肺疾病		

	正常范围	基线值	标准分数
肺量测定			
FEV_1 (L)	>2.17	1.25	−4.31
FVC(L)	>2.77	1.54	−4.65
FEV_1/FVC(%)	>71	81	+0.13
FEV_1/VC(%)	>71	74	−1.01
静态肺容量			
TLC(L)	3.85~5.95	2.81	−3.90
RV(L)	<2.34	1.13	−1.54
FRC(L)	1.70~3.75	1.55	−2.26
RV/TLC(%)	<44	40	+0.96
VC(L)	>2.77	1.68	
单次呼吸法测定的一氧化碳弥散量			
V_I (L)		1.54	
V_A (L)	>4.0	2.3	−4.66
$T_L CO$ [mmol/(min·kPa)]	>5.7	2.1	−5.54
$T_L CO_{Hb\ corr}$ [mmol/(min·kPa)]		2.1	−5.54
KCO [mmol/(min·kPa·L)]	1.1~1.9	0.9	−2.77
$KCO_{Hb\ corr}$ [mmol/(min·kPa·L)]		0.9	−2.77
Hb (g/dL)		13.5	
技术备注	检查过程良好		

警示声明：测试质量良好。

技术解读:肺量测定显示存在限制性通气功能障碍,由 TLC 和 SLV 减少已证实。肺泡容量和血红蛋白校正的一氧化碳弥散量均减少。KCO 也降低,提示存在肺实质或肺血管性疾病。

临床意义:结果符合间质性肺疾病。

最终报告:测试质量良好。存在限制性通气功能障碍。肺泡容量和血红蛋白校正的一氧化碳弥散量均减少。KCO 也降低,提示存在肺实质或肺血管性疾病。结果符合间质性肺疾病的诊断。

注释:虽然肺功能测试不能诊断间质性肺疾病,但肺间质疾病通常表现为限制性通气功能障碍伴气体交换功能障碍。在疾病早期,可以没有限制性通气功能障碍,而仅有气体交换功能障碍。该病例是典型的间质性肺疾病的表现。

【病例 7】

性别	男		
年龄（岁）	42	体重（kg）	86
身高（cm）	167.5	种族	高加索人
临床记录	支气管哮喘(?),COPD(?)		

	正常范围	基线值	标准分数	用药后	变化率(%)
肺量测定					
FEV1 (L)	>2.96	2.62	-2.44	2.67	+2
FVC(L)	>3.76	4.09	-0.99	4.05	-1
$FEV_1/FVC(\%)$	>70	64	-2.61	66	
$FEV_1/VC(\%)$	>70	63	-2.71		
单次呼吸法测定的一氧化碳弥散量					
V_I (L)		4.13			
V_A (L)	>4.7	7.3	+1.52		
T_LCO [mmol/(min·kPa)]	>7.7	10.8	+0.30		
$T_LCO_{Hb\,corr}$ [mmol/(min·kPa)]		11.4	+0.67		
KCO [mmol/(min·kPa·L)]	1.2~2.2	1.5	-0.87		
$KCO_{Hb\,corr}$ [mmol/(min·kPa·L)]		1.6	-0.45		
Hb (g/dL)		12.9			
技术备注	检查过程良好				

警示声明:测试质量良好。

技术解读:存在阻塞性通气功能障碍。对吸入支气管扩张剂无明显反应。经血红蛋白校正的一氧化碳弥散量及肺泡容量在正常范围内。

临床意义:结果符合COPD的肺量测定定义,但不能除外固定气流受限的支气管哮喘。气体交换功能未受损。

　　最终报告:测试质量良好。存在阻塞性通气功能障碍,但对吸入支气管扩张剂无明显反应。经血红蛋白校正的一氧化碳弥散量在正常范围内。结果符合COPD的肺量测定定义,但不能除外固定气流受限的支气管哮喘。气体交换功能未受损。提示肺气肿(除非早期病变)的可能性不大。需结合临床确诊。

　　注释:按照肺量测定的规定,慢性阻塞性肺疾病为应用支气管扩张剂后肺量测定发现阻塞性通气。这些结果符合这一定义。导致固定气流受限的支气管哮喘、肺气肿、慢性支气管炎、支气管扩张症或其他引起固定气流受限的疾病不能通过肺量测定进行鉴别。通过气体交换测量可以减少鉴别诊断疾病的数量,因为气体交换障碍是一部分阻塞性肺疾病的特征表现,而不是其他阻塞性肺疾病的特征表现。该病例中,T_LCO提示肺部的气体交换区域未受损。因此,伴有气体交换障碍的阻塞性疾病(如肺气肿)虽然不能完全被排除,但可能性不大(高分辨率计算机断层扫描的发展,使得肺气肿在肺功能测试之前通过成像即可诊断)。一些研究表明,T_LCO在哮喘患者中可能增加[2]。该病例的T_LCO在正常范围内,不能辅助鉴别诊断。在这种特殊情况下通过测量T_LCO区分COPD和哮喘是没有帮助的。

【病例 8】

	正常范围	基线值	标准分数	用药后	变化率(%)
性别	女				
年龄(岁)	65	体重(kg)	80		
身高(cm)	166.4	种族	高加索人		
临床记录	既往吸烟史(40包/年),服用胺碘酮				

	正常范围	基线值	标准分数	用药后	变化率(%)
肺量测定					
FEV_1 (L)	>1.95	1.34	−3.28	1.40	+4
FVC(L)	>2.62	2.11	−2.81	2.09	−1
FEV_1/FVC(%)	>67	64	−2.27	67	
FEV_1/VC(%)	>67	64	−2.27		
静态肺容量					
TLC(L)	4.23~6.33	4.51	−1.44		
RV(L)	<2.79	2.42	+0.67		
FRC(L)	1.98~4.03	2.84	−0.32		
RV/TLC(%)	<50	54	+2.31		
VC(L)	>2.62	2.11			
单次呼吸法测定的一氧化碳弥散量					
V_I(L)		2.05			
V_A(L)	>4.2	3.7	−2.52		
$T_L CO$ [mmol/(min·kPa)]	>5.0	4.8	−1.87		
$T_L CO_{Hb\ corr}$ [mmol/(min·kPa)]		4.9	−1.76		
KCO [mmol/(min·kPa·L)]	0.9~1.7	1.3	+0.16		
$KCO_{Hb\ corr}$ [mmol/(min·kPa·L)]		1.4	+0.33		
Hb (g/dL)		12.7			
技术备注	检查过程良好				

(续后)

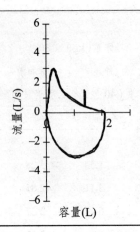

警示声明:测试质量良好。

技术解读:存在阻塞性通气功能障碍伴 FVC 减少。对吸入支气管扩张剂无明显反应。肺活量可能由于气体陷闭/气流受限而减少(TLC 在正常范围内,RV/TLC 增高)。肺泡容量和经血红蛋白校正的一氧化碳弥散量均减小。KCO在正常范围内,因此 T_LCO 减少可能由于肺泡容量减少、肺实质或肺血管性疾病或综合以上因素引起。

临床意义:结果符合 COPD 的肺量测定定义,并有证据表明气体交换障碍可能与肺气肿、胺碘酮所致的早期间质性肺疾病有关。应结合临床进行确诊。

　　最终报告:测试质量良好。存在阻塞性通气功能障碍,但对吸入支气管扩张剂无明显反应。SLV 表明有气体陷闭。肺泡容量和经血红蛋白校正的一氧化碳弥散量减小。结果提示 T_LCO 减少可能由于肺泡容量减少、肺实质或肺血管性疾病或综合以上因素引起。此结果符合 COPD 的肺量测定定义。有证据表明,气体交换障碍可能与肺气肿、胺碘酮所致的早期间质性肺疾病有关。应结合临床进行确诊。

　　注释:该病例较为复杂。肺泡容量和一氧化碳弥散量均降低,提示存在气体交换障碍。弥散系数 KCO 在正常范围内,故无法提供进一步的信息。此结果可能是由于肺单位缺失(分离或弥漫性)、气体混合不佳(SLV提示气体陷闭)、肺实质或肺血管疾病或综合以上原因所导致。总的结果(包括通气功能)提示为肺气肿,因此除气道阻塞之外还应考虑胺碘酮导致的早期间质性肺疾病。谨记不应单独使用肺功能测试结果进行诊断,需结合临床进行确诊。

【病例 9】

性别	女	日期	2011-10-26
年龄（岁）	65	体重（kg）	81
身高（cm）	178	种族	高加索人
临床记录	间质性肺疾病。进展(？)		

	正常范围	基线值	标准分数
肺量测定			
FEV_1 (L)	>2.66	3.41	-0.08
FVC(L)	>3.68	3.77	-1.49
FEV_1/FVC(%)	>65	90	+2.69
FEV_1/VC(%)	>65		
单次呼吸法测定的一氧化碳弥散量			
V_I (L)		3.68	
V_A (L)	>5.5	5.6	-1.49
T_LCO [mmol/(min·kPa)]	>6.5	5.0	-2.57
T_LCO $_{Hb\ corr}$ [mmol/(min·kPa)]		5.2	-2.46
KCO [mmol/(min·kPa·L)]	0.9~1.8	0.9	-1.90
KCO $_{Hb\ corr}$ [mmol/(min·kPa·L)]		0.9	-1.76
Hb (g/dL)		13.4	
技术备注	检查过程良好		

既往结果

日期	2011-10-26[a]	2011-3-2	2010-11-4	2010-7-15
FEV_1 (L)	3.41	3.61	4.10	4.20
FVC(L)	3.77	4.10	4.84	4.95
FEV_1/FVC(%)	90	88	85	85
V_A	5.6	5.5	6.4	6.5

（续后）

续

T_LCO	5.0	5.9	6.8	7.7
$T_LCO_{Hb\,corr}$	5.2	5.9	6.9	8.2
KCO	0.9	1.1	1.1	1.2
$KCO_{Hb\,corr}$	0.9	1.1	1.1	1.3

[a] 现在的结果。

警示声明:测试质量良好。

技术解读:基线肺量测定值在正常范围内。肺泡容量在正常范围内,血红蛋白校正的一氧化碳弥散量减少,提示肺实质或肺血管疾病。

临床意义:与 2011 年 3 月 2 日结果比较,FEV_1、FVC、T_LCO 没有明显变化。然而,自 2010 年 7 月起(约 15 个月),FEV_1(> 200mL, > 12%)、FVC(> 200mL, > 12%)和 T_LCO(> 1.6U, > 10%)逐渐下降。

　　最终报告:测试质量良好。基线肺量测定值在正常范围内。肺泡容量在正常范围内,经血红蛋白校正的一氧化碳弥散量减少,提示肺实质或肺血管疾病。与 2011 年 3 月 2 日结果比较,FEV_1、FVC、T_LCO 没有明显变化。然而,自 2010 年 7 月起(约 15 个月),FEV_1(> 200mL, > 12%)、FVC(> 200mL, > 12%)和 T_LCO(> 1.6U, > 10%)逐渐下降。结果与已知的间质性肺疾病相符。

　　注释:该病例旨在说明 T_LCO 结果随着时间会发生改变。这个病例不仅强调了要比较近期结果,更要比较前期结果,以便发现其长期变化。结果符合典型的间质性肺疾病的特点。

【病例10】

性别	男	日期	2010-9-5
年龄（岁）	37	体重（kg）	67.6
身高（cm）	172.4	种族	高加索人
临床记录	霍奇金淋巴瘤骨髓移植术后。复查		

	正常范围	基线值	标准分数
肺量测定			
FEV_1 (L)	>3.29	4.15	+0.28
FVC(L)	>4.13	5.08	+0.14
FEV_1/FVC(%)	>71	82	+0.22
单次呼吸法测定的一氧化碳弥散量			
V_I (L)		4.84	
V_A (L)	>5.0	7.7	+1.55
T_LCO [mmol/(min·kPa)]	>8.3	10.6	-0.23
$T_LCO_{Hb\ corr}$ [mmol/(min·kPa)]		11.4	+0.23
KCO [mmol/(min·kPa·L)]	1.2~2.2	1.4	-1.34
$KCO_{Hb\ corr}$ [mmol/(min·kPa·L)]		1.5	-0.93
Hb (g/dL)		12.5	
技术备注	检查过程良好		

容量(L)

流量(L/s)

既往结果

日期	2010-9-5[a]	2010-2-7	2009-3-15	2008-6-18
FEV_1 (L)	4.15	3.99	4.13	4.35
FVC(L)	5.08	5.09	4.9	5.03
FEV_1/FVC(%)	82	78	84	86
V_A	7.7	7.1	7.0	7.3
T_LCO	10.6	8.7	8.6	7.2

（续后）

续

$T_LCO_{Hb\,corr}$	11.4	9.5	9.8	8.3
KCO	1.4	1.2	1.2	1.0
$KCO_{Hb\,corr}$	1.5	1.3	1.4	1.1

a 本次检查的结果。

警示声明：测试质量良好。

技术解读：基线肺量测定值在正常范围内。经血红蛋白校正的一氧化碳弥散量在正常范围内。

临床意义：与2010年2月7日的结果相比，T_LCO 显著增加（>1.6U），而 FEV_1 和 FVC 无明显变化。

　　最终报告：测试质量良好。基线肺量测定值在正常范围内。经血红蛋白校正的一氧化碳弥散量在正常范围内。与2010年2月7日的结果相比，T_LCO 显著增加，而 FEV_1 和 FVC 无明显变化。

　　注释：骨髓移植后排斥反应可出现限制性通气功能障碍和（或）气体交换障碍的肺部表现（T_LCO 减少）。因此，骨髓移植后许多患者需进行肺功能监测。该病例，肺量测定值保持稳定，T_LCO 随着时间的推移而改善。该病例的临床意义是比较现在和既往的结果，对该患者进行复查。

（马龙艳 译　吴琦 审校）

参考文献

1. Macintyre N, Crapo RO, Viegi G, Johnson DC, van der Grinten CP, Brusasco V, et al. Standardisation of the single-breath determination of carbon monoxide uptake in the lung. Eur Respir J. 2005 Oct; 26(4):720–35.

2. Hughes JM, Pride NB. Examination of the Carbon Monoxide Diffusing Capacity (DLCO) in Relation to Its KCO and VA Components. Am J Respir Crit Care Med. 2012 Jul 15; 186(2):132–9.

3. Punjabi NM, Shade D, Wise RA. Correction of single-breath helium lung volumes in patients with airflow obstruction. Chest. 1998 Sep; 114(3):907–18.

4. Roberts CM, MacRae KD, Seed WA. Multi-breath and single breath helium dilution lung volumes as a test of airway obstruction. Eur Respir J. 1990 May; 3(5):515–20.

5. Pellegrino R, Viegi G, Brusasco V, Crapo RO, Burgos F, Casaburi R, et al. Interpretative strategies for lung function tests. Eur Respir J. 2005 Nov; 26(5):948–68.

6. van der Lee I, Zanen P, van den Bosch JM, Lammers JW. Pattern of diffusion disturbance related to clinical diagnosis: The K(CO) has no diagnostic value next to the DL(-CO). Respir Med. 2006 Jan; 100(1):101–9.

7. Hughes JMB. Physiology and Practice of Pulmonary Function. Boldmere: The Association for Respiratory Technology and Physiology (ARTP); 2009.

8. Robson AG, Innes JA. Short term variability of single breath carbon monoxide transfer factor. Thorax. 2001 May; 56(5):358–61.

9. Hathaway EH, Tashkin DP, Simmons MS. Intraindividual variability in serial measurements of DLCO and alveolar volume over one year in eight healthy subjects using three independent measuring systems. Am Rev Respir Dis. 1989 Dec;140(6):1818–22.

第 5 章

呼吸肌力的检测

呼吸肌力可以通过各种不同技术难度,不同侵袭程度的方法进行测量 [1]。本章主要介绍在常规临床呼吸实验室最常进行的呼吸力学检测,即最大呼吸压的测定。

最大吸气压(MIP,$P_I$max)和最大呼气压(MEP,$P_E$max)属于静态压力测量,反映了呼吸肌对抗阻塞的气道、肺和胸壁弹性回缩力所产生的最大压力 [1,2]。临床实践中,最大吸气压($P_I$max)通常是在最大呼气后达到或接近残气量(RV)时进行测量;而最大呼气压($P_E$max)测定是在最大吸气后达到或接近肺总容量 (TLC) 时进行测量。受检者用最大力量吸气和呼气对抗阻断的口器(口器上有一个小的漏气孔以消除面颊部肌肉和声门闭合的影响)[1]。有时,最大吸气压和最大呼气压也可能通过功能残气量(FRC)而不是 TLC 或 RV 进行测量。一项研究表明,健康个体在不同肺容量下测定的呼吸压差,没有临床意义 [3]。

经鼻吸气压(sNIP)能更加动态地测量吸气肌力。经鼻吸气压测量的是经过一个通畅鼻孔(通常从功能残气量开始)用最短、最快的用力吸气所产生的压力。此压力是通过一根可穿过阻塞另一侧鼻孔的导管测量的 [1,4]。

最大呼吸压的测定用于评估全部呼吸肌而不是特定呼吸肌的功能。主动吸气时发挥作用的主要肌肉包括膈肌、肋间外肌、斜角肌、胸锁乳突肌。腹壁肌和肋间内肌主要参与主动呼气 [2]。

测试质量

最大呼吸压和经鼻吸气压完全属于用力依赖性测试。意志力差会导致测量值偏低,可能是由于没有尽最大努力或存在呼吸肌功能不全。因此对于用力的准确技术评价至关重要。

最大吸气压和最大呼气压 [1]：

- 合格标准
  - 最大用力。
  - 最大吸气压：在达到或接近预设的肺容量（RV 或 FRV）时测量。
  - 最大呼气压：在达到或接近预设的肺容量（TLC 或 FRC）时测量。
  - 必须紧闭嘴唇。
  - 测量最大呼气压时用双手托住两颊。
  - 吸气压和呼气压必须至少维持 1.5 秒，以便记录维持 1 秒的平均压。
  - 峰压可能高于 1 秒期间的平均压，但是峰压的可重复性差。
- 可重复性标准
  - 3 次可接受用力的最小值偏差要小于 20%。
- 最大呼吸压受用力程度（降低）、口器周围漏气（降低）以及面颊部肌肉活动（可能增加）的影响。
- 所用口器的类型（翼状还是管状）也可能影响结果。翼状口器测量结果略低于管状口器。因此在选择基准值时要考虑到这一点。

经鼻吸气压（sNIP）[1,5]：

- 合格标准
  - 在平静呼气末（FRC）测定。
  - 最大用力。
  - 压力轨迹上存在光滑的升支和尖峰波。
- 可重复性标准
  - 至少 8~10 次可接受的用力，3 次最高值之差不超过 10%。
- 经鼻吸气压受用力程度、鼻腔阻塞和口腔漏气的影响。

解读时需要考虑的因素

- 呼吸肌参与很多非呼吸相关活动（如维持体位），而且比参与呼吸力量更强。因此，即使最大呼吸压存在不足，其他肺功能指标，如潮气量等，也不受影响 [1]。
- 虽然结果正常有助于排除明显的呼吸肌功能不全，但是结果异常可能是检查过程质量差，而不是真正的呼吸肌功能不全 [1]。使用多种评估方法来评估呼吸肌力有助于减少呼吸肌无力的假阳性率 [6]。

- 存在阻塞伴 TLC 过度充气的情况下，最大吸气压会降低（详见第 4 章）。在这种情况下，低平的膈肌处于不利地位，不能产生最大压力 [1]。
- 经鼻吸气压也受阻塞性肺疾病的影响，其原因是跨肺压失去平衡 [1,2]。

解读

解读中需要如下参数：

- $P_I max$—最大吸气压（单位：cmH_2O 或 kPa）。
- $P_E max$—最大呼气压（单位：cmH_2O 或 kPa）。
- sNIP—经鼻吸气压（单位：cmH_2O 或 kPa）。

其他检测的一些参数也有助于评估呼吸肌力，包括：

- VC：肺活量，包括立位和卧位测定。
- 静态肺容量：肺总容量（TLC）、残气量（RV）、残气量 / 肺总容量（RV/TLC）。

正常值范围

- 最大吸气压、最大呼气压、经鼻吸气压，只有异常降低时有意义。因此，正常值下限（LLN）设定为标准分数 -1.64。
- 注意：最大呼吸压（$P_I max$，$P_E max$）基准值变异较大，正常值范围也较宽 [1]。
  - 如果绝对值 $P_I max$ > $80cmH_2O$，或 $P_E max$ > $100cmH_2O$，则可以分别排除临床上明显的吸气或呼气肌功能不全 [1,2]。
  - 应采用与实验室相同的方法设定基准值。所用口器的类型会产生不同的测试结果（详见上文"测试质量"）。

  注意：经鼻吸气压的正常值范围较宽，可能反映了不同个体的正常肌力范围较宽 [1]。

  - 如果绝对值 sNIP > 70 cmH_2O（男性）和 > 60 cmH_2O（女性），则可以排除临床上明显的吸气肌功能不全 [1]。需注意的是，经鼻吸气压反映的是所有吸气肌的整体肌力，以及不能通过该测试发现的个别肌肉存在功能不全。
- 有关肺量测定和静态肺容量测定的范围详见第 2 章和第 3 章。

表 5.1 列出了使用 LLN 解读最大呼吸压的策略。另一种解读策略是，绝对值 $P_I max$>80 cmH_2O 或 $P_E max$>100 cmH_2O 即可以分别排除临床上明显的吸气或呼气肌功能不全 [1,2]。

呼吸功能的其他检测方法也可以提供呼吸肌功能不全的证据。但是其所见模式对于呼吸肌功能不全并无特异性,因此其结果的解读需要结合受检者临床病史和其他相关检查。例如:

- VC 下降是明显呼吸肌功能不全的常见表现。
- TLC 减少、RV/TLC 升高(因此 VC 减少),特别是在肺量测定没有阻塞的证据时(FRC 通常在正常范围内),提示呼吸肌功能不全。TLC 减少表明由于呼吸肌无力肺不能完全膨胀,而 RV/TLC 升高则表明由于呼吸肌无力肺内气体不能完全呼出 [1]。
- 立位与卧位之间的 VC 差值大于 30%,则提示临床上明显的膈肌无力 [1]。
- 一氧化碳弥散量(T_LCO)和肺泡容量(V_A)的下降,也发生于呼吸肌功能不全,往往伴有 KCO 的升高(提示肺泡未能完全扩张),不过这种情况不常见 [7]。

与既往结果比较

有文献建议,数周内最大吸气压($P_I$max)和最大呼气压($P_E$max)的变化量大于 21~29cmH$_2$O 则视为有临床意义(本书中,变化量大于 30cmH$_2$O 视为有临床意义)[8,9]。一个月的经鼻吸气压变化量大于 23cmH$_2$O 则视为有临床意义 [8]。

有证据显示,最大吸气压两次随访期间的变化量,部分可能是由于指导效果所致而非生理性改变引起,因此这些因素也需要加以考虑。这种差异在经鼻吸气压测定中没有发现 [10]。

呼吸肌力的解读示例

呼吸肌力可以单独测量,但通常联合其他指标共同测定。解读步骤如下:

1. 核对是否需要与下列参数有关的警示声明:
   (1)基准值(是否适用于受检者? 详见第 1 章);
   (2)测试质量(阅读技术备注,如果需要应核对原始数据)。
2. 阅读临床记录。
3. 解读测出的肺功能参数(例如肺量测定、静态肺容量、气体弥散)了解有关标准的异常模式及呼吸肌受损后的改变。

4. 解读呼吸肌力测量值。

5. 撰写技术解读（表 5.1）。

6. 与既往结果比较。

7. 把结果写入临床意义。

表 5.1 呼吸肌力测量的解读说明

最大吸气压	最大呼气压	经鼻吸气压	解读[a]
在正常范围内	在正常范围内		最大呼吸压在正常范围内,排除临床上明显的呼吸肌功能不全
<正常值下限（LLN）	<正常值下限（LLN）		最大呼吸压减低,提示全部呼吸肌功能不全[a]
<正常值下限（LLN）	在正常范围内		最大吸气压降低而最大呼气压正常,提示吸气肌功能下降[b,c]
在正常范围内	<正常值下限（LLN）		最大吸气压在正常范围内,而最大呼气压减低,提示呼气肌功能下降
		在正常范围内	经鼻吸气压在正常范围内,可排除临床上明显的吸气肌功能不全
		<正常值下限（LLN）	最大吸气压力减低,提示吸气肌功能不全[c]

[a] 表 5.1 列出了有关呼吸肌力测量的解读说明。解读的前提是测试质量良好并达到最大用力。当测试结果低于正常值下限时,就要考虑测试质量。测试结果低可能是由于用力不足,而不是真正的降低。

[b] 最大吸气压在存在过度充气时可单独降低（详见第 3 章）。这是由于膈肌低平,收缩力减弱而不能产生最大压力,并不存在吸气肌无力。

[c] 当最大吸气压和经鼻吸气压均降低时,吸气肌无力的可能性增大。

【病例1】

性别	男				
年龄(岁)	37	体重(kg)	93		
身高(cm)	175	种族	高加索人		
临床记录	右侧膈肌麻痹				

	正常范围	基线值	标准分数	仰卧位	变化率(%)
肺量测定					
FEV$_1$(L)	> 3.39	3.77	-0.83		
FVC(L)	> 4.27	4.89	-0.51		
FEV$_1$/FVC(%)	> 71	77	-0..57		
FEV$_1$/VC(%)	> 71	75			
VC(L)	> 4.27	5.04	+0.24	4.63	-8.0
最大呼吸压					
最大吸气压(cmH$_2$O)	> 76	133	+0.05		
最大呼气压(cmH$_2$O)	> 104	162	+0.42		
技术备注	检查过程良好				

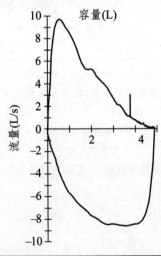

警示声明:测试质量良好。

技术解读:基线通气功能在正常范围内。最大呼吸压在正常范围内,可以排除呼吸肌无力。立位与卧位的 VC 差值小于 30%,提示没有明显的膈肌功能异常。

临床意义:结果提示右侧膈肌麻痹没有明显影响通气功能。

　　最终报告：测试质量良好。基线通气功能处于正常范围内。最大呼吸压和采用立位与卧位肺活量评价膈肌功能的测试均在正常范围内。结果提示右侧膈肌麻痹目前并没有明显影响呼吸功能。

　　注释：该病例中，采用最大呼吸压（评估整体呼吸肌功能）以及立位与卧位肺活量（特异性评估膈肌功能）评估了膈肌功能。健康个体从立位到卧位预计肺活量会下降（不超过 15%）。如果下降超过 30% 才有临床意义 [1]。该病例的所有评估结果均在正常范围内。

【病例 2】

	正常范围	基线值	标准分数
性别	男		
年龄（岁）	25	体重（kg）76	
身高（cm）	186	种族 高加索人	
临床记录	强直性肌营养不良		

	正常范围	基线值	标准分数
肺量测定			
$FEV_1(L)$	> 4.14	3.73	−2.42
FVC(L)	> 5.08	4.17	−3.12
$FEV_1/FVC(\%)$	> 73	89	+1.11
静态肺容量			
TLC（L）	5.98~9.09	5.95	−2.00
RV（L）	< 2.31	1.90	+0.55
FRC（L）	2.31~5.12	3.58	−0.19
RV/TLC（%）	< 29	32	+2.33
VC（L）	> 5.08	4.05	
最大呼吸压			
$P_I max（cmH_2O）$	> 74	46	−3.07
$P_E max（cmH_2O）$	> 101	48	−5.14
技术备注	检查过程良好		

容量(L)

流量(L/s)

警示声明：测试质量良好。

技术解读：肺量测定示限制性通气功能障碍，经即刻 TLC 减少确认。最大呼吸压下降提示整体呼吸肌无力。注意：RV/TLC 升高进一步提示呼吸肌无力而非气流受限，因为肺量测定没有发现阻塞。

临床意义：结果提示限制性通气功能障碍和呼吸肌无力，符合强直性肌营养不良。

　　最终报告：测试质量良好。存在限制性通气功能障碍。最大呼吸压下降提示整体呼吸肌无力。RV/TLC 升高提示呼吸肌无力而非气流受限，因为肺量测定没有发现阻塞。结果符合强直性肌营养不良。

　　注释：该病例中，RV/TLC 升高更可能是由于呼吸肌无力所致（受检者不能最大限度的充盈或者排空肺脏），而非由于气流受限导致的气体陷闭，因为肺量测定没有发现气流受阻。注：FRC 也在正常范围内。

【病例 3】

性别	女		
年龄（岁）	51	体重（kg）	58
身高（cm）	153	种族	高加索人
临床记录	淀粉样肌病		

	正常范围	基线值	标准分数	仰卧位	变化率（%）
肺量测定					
FEV_1（L）	> 1.92	0.91	−4.84		
FVC（L）	> 2.46	1.05	−5.43		
FEV_1/FVC(%)	> 70	87	+1.12		
VC(L)	> 2.46	1.05	−5.43	0.72	−31
最大呼吸压					
$P_I$max（cmH_2O）	> 42	33	−2.39		
$P_E$max（cmH_2O）	> 65	82	−0.53		
sNIP（cmH_2O）	> 56	45	−2.26		
技术备注	检查过程良好				

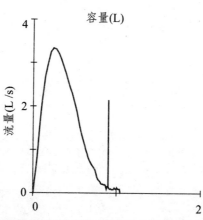

警示声明：测试质量良好。

技术解读：显然存在限制性通气功能障碍。需进行静态肺容量测定来证实。最大吸气压和经鼻吸气压均降低,而最大呼气压在正常范围内,提示吸气肌无力。从立位到卧位 VC 下降大于 30%,提示存在临床上明显的膈肌无力。

临床意义：结果提示吸气肌无力伴通气功能受损。

最终报告：测试质量良好。显然存在限制性通气功能障碍。建议行静态肺容量测定来证实。最大吸气压和经鼻吸气压均降低，而最大呼气压在正常范围内，提示吸气肌无力。从立位到卧位 VC 下降提示存在临床上明显的膈肌无力。存在通气功能受损伴吸气肌无力。

注释：该病例中，共进行 3 项吸气肌功能检查（最大吸气压、经鼻吸气压、立位和卧位肺活量测定）。因为三项检查结果均异常，使吸气肌功能障碍的可能性增大。

【病例 4】

性别	女		
年龄（岁）	34	体重（kg）	56.6
身高（cm）	153	种族	高加索人
临床记录	多发性肌炎影响心脏和肌肉。呼吸肌受累（?）		

	正常范围	基线值	标准分数
肺量测定			
FEV_1（L）	> 2.26	1.87	−2.88
FVC（L）	> 2.69	2.11	−3.21
FEV_1/FVC(%)	> 74	89	+0.85
静态肺容量			
TLC（L）	3.44~5.54	3.00	−2.78
RV（L）	< 1.90	0.98	−0.78
FRC（L）	1.41~3.46	1.51	−1.76
RV/TLC（%）	< 37	33	+0.83
VC（L）	> 2.69	2.02	
单次呼吸法测定的一氧化碳弥散量			
V_I(L)		2.04	
V_A(L)	> 3.3	2.9	−2.31
T_LCO[mmol/(min·kPa)]	> 5.5	5.2	−1.87
$T_L CO_{Hb\ corr}$ [mmol/(min·kPa)]		5.3	−1.83
KCO[mmol/(min·kPa)]	1.2~2.2	1.8	+0.44
$KCO_{Hb\ corr}$ [mmol/(min·kPa)]		1.8	+0.51
Hb (g/dL)		13.1	
最大呼吸压			
$P_I$max（cmH_2O）	> 45	48	−1.45
$P_E$max（cmH_2O）	> 168	53	−2.83
sNIP（cmH_2O）	> 59	75	−0.73
技术备注	检查过程良好		

警示声明：测试质量良好。

技术解读：肺量测定时显然存在限制性通气功能障碍。静态肺容量测定证实受限。肺泡容量和经血红蛋白校正的一氧化碳弥散量降低，KCO 在正常范围内，说明一氧化碳弥散量的下降可能由于肺泡容量下降、肺实质或肺血管疾病或者二者共同作用所引起。最大吸气压和经鼻吸气压在正常范围内，而最大呼气压降低,提示呼气肌无力。技术备注报告检测质量良好,因此不可能是由于没有最大用力导致的最大呼气压下降。

临床意义:结果提示限制性通气功能障碍伴气体交换功能受损和呼气肌无力。

最终报告:测试质量良好。存在限制性通气功能障碍。肺泡容量及经血红蛋白校正的一氧化碳弥散量下降。一氧化碳弥散量的下降可能由肺泡容量下降、肺实质或肺血管疾病或者二者共同作用所引起。最大吸气压和经鼻吸气压在正常范围内,而最大呼气压降低,提示呼气肌无力。结果提示限制性通气功能障碍伴气体交换功能受损(原因不明)和呼气肌无力。

注释:该病例提示呼气肌无力,而吸气肌功能正常(最大吸气压和经鼻吸气压均在正常范围内)。存在限制性通气功能障碍和气体交换障碍。因为 KCO 在正常范围内,因此一氧化碳弥散量下降,可能不是单纯由于呼吸肌无力所致。肌炎的肺部表现包括间质性肺病和呼吸肌无力[11]。该病例还应考虑间质性肺疾病。

【病例 5】

性别	男	日期	2011-7-4
年龄（岁）	58	体重（kg）	92.9
身高（cm）	172	种族	高加索人
临床记录	严重系统性红斑狼疮。肌病复查		

	正常范围	基线值	标准分数
肺量测定			
FEV_1（L）	> 2.65	1.83	−3.48
FVC（L）	> 3.58	2.19	−4.27
FEV_1/FVC(%)	> 66	84	+1.27
FEV_1/VC(%)	> 66	72	−0.73
静态肺容量			
TLC（L）	4.97~8.08	4.03	−3.15
RV（L）	< 2.69	1.48	−1.59
FRC（L）	1.94~4.76	1.96	−1.94
RV/TLC（%）	< 39	37	+1.15
VC（L）	> 3.58	2.55	−3.59
单次呼吸法测定的一氧化碳弥散量			
V_I(L)		2.21	
V_A(L)	> 5.2	3.6	−3.93
T_LCO[mmol/(min·kPa)]	> 6.9	6.4	−2.11
$T_LCO_{Hb\ corr}$ [mmol/(min·kPa)]		6.7	−1.87
KCO[mmol/(min·kPa)]	1.1~1.8	1.8	+2.05
$KCO_{Hb\ corr}$ [mmol/(min·kPa)]		1.9	+2.55
Hb (g/dL)		13.1	
最大呼吸压			
$P_Imax(cmH_2O)$	> 69	48	−2.72
$P_Emax(cmH_2O)$	> 103	98	−1.87
技术备注	检查过程良好		

容量(L)　流量(L/s)

（续后）

续

既往结果

日期	2011-7-4 [a]	2011-1-5	2010-10-7	2010-6-27
FEV_1	1.83	1.76	1.58	1.47
FVC	2.19	2.27	2.07	1.73
FEV_1/FVC	72	78	76	86
TLC	4.03	3.83	3.54	3.37
RV	1.48	1.34	1.51	1.36
FRC	1.96	1.97	2.21	2.29
P_Imax	48	53	42	45
P_Emax	98	106	99	96

[a] 本次检查的结果。

警示声明:测试质量良好。

技术解读:静态肺容量结果确认存在有肺量测定疑似的限制性通气功能障碍。肺泡容量和经血红蛋白校正的一氧化碳弥散量均降低。结果提示一氧化碳弥散量下降可能由于肺泡容量下降(KCO 增多)所致。最大呼吸压降低提示呼吸肌无力。

临床意义:与 2011 年 1 月 5 日结果比较,没有明显变化。但和一年前(2010 年 6 月 27 日)的结果相比,FEV_1 和 FVC 均明显增高。

最终报告: 测试质量良好。存在限制性通气功能障碍。肺泡容量及经血红蛋白校正的一氧化碳弥散量下降。结果提示一氧化碳弥散量的下降可能是由肺泡容量下降引起的。最大呼吸压降低提示呼吸肌无力。与 2011 年 1 月 5 日的结果相比,呼吸肌力、FEV_1 和 FVC 均无明显变化。但与一年前(2010 年 6 月 27 日)的结果相比,FEV_1 和 FVC 均明显增加。此结果提示,限制性通气功能障碍伴气体交换障碍,可能是由于呼吸肌无力所致,但需要结合临床来确诊。

注释: 系统性红斑狼疮有多种呼吸系统的表现[12],呼吸肌功能不全是其中之一。该病例的表现和肺萎缩综合征的肺部表现相一致[12]。肺萎缩综合征的表现由于呼吸肌受损而受到限制。一氧化碳弥散量一般不受影响,但可能由于呼吸不充分而受损(如该病例所示,一氧化碳弥散量下降而 KCO 升高)。也就是说,是呼吸肌泵受损引起气体交换障碍,而不是肺实质或肺血管异常引起了气体交换障碍。应注意的是,肺实质及肺血管异常可以在系统性红斑狼疮的其他呼吸表现中出现[12]。

【病例 6】

性别	女	日期	2010-10-25
年龄（岁）	53	体重（kg）	69.8
身高（cm）	157.8	种族	高加索人
临床记录		咳嗽和呼吸困难。18 个月前二尖瓣修复手术中损伤了膈神经。来院复查	

	正常范围	基线值	标准分数	仰卧位	变化率（%）
肺量测定					
FEV_1（L）	> 2.01	0.94	−4.83		
FVC（L）	> 2.60	1.13	−5.35		
FEV_1/FVC(%)	> 70	83	+0.61		
VC(L)	> 2.6	1.13	−5.35	0.69	−39
静态肺容量					
TLC（L）	3.72~5.82	2.72	−3.83		
RV（L）	< 2.38	1.64	−0.30		
FRC（L）	1.64~3.69	1.76	−1.73		
RV/TLC（%）	< 45	60	+4.32		
最大呼吸压					
$P_I max$（cmH_2O）	> 46	42	−1.90		
$P_E max$（cmH_2O）	> 67	58	−2.33		
技术备注	检查过程良好				

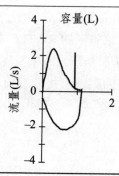

（续后）

续

既往结果

日期	2010-10-25 [a]	2010-2-20	2009-8-30
FEV_1	0.94	0.92	0.92
FVC	1.13	1.13	1.16
FEV_1/FVC	83	81	79
TLC	2.72	3.11	2.83
RV	1.64	1.78	1.59
FRC	1.76	1.98	1.97
$P_I max$	42	32	47
$P_E max$	58	39	69

[a] 本次检查的结果。

警示声明:测试质量良好。

技术解读:静态肺容量结果证实肺量测定所示的限制性通气功能障碍。RV/TLC 增加,但肺量测定没有气流受阻的证据,提示为呼吸肌功能不全。提示整体呼吸肌无力的最大呼吸压减低支持这一诊断。从立位到卧位肺活量下降临床提示为明显的膈肌无力。

临床意义:与 2010 年 2 月 20 日和 2009 年 8 月 30 日的结果相比,无明显变化。

最终报告:测试质量良好。存在限制性通气功能障碍。最大呼吸压降低提示整体呼吸肌无力。从立位到卧位肺活量下降临床提示为明显的膈肌无力。与 2010 年 2 月 20 日和 2009 年 8 月 30 日的结果相比,肺量测定值或最大呼吸压均无明显变化。

注释:与病例 2 相似,该病例的 RV/TLC 增高主要与呼吸肌功能不全有关,而非气道阻塞,因为肺量测定时未发现任何受限的证据。肺总容量下降比例与残气量下降不成比例,提示受检者由于呼吸肌受限而不能完成吸气或呼气动作。

【病例 7】

性别	女		
年龄（岁）	52	体重（kg）	80
身高（cm）	157	种族	高加索人
临床记录	COPD，OSA（阻塞性睡眠呼吸暂停）		

	正常范围	基线值	标准分数	用药后	变化率（%）
肺量测定					
FEV_1（L）	> 2.01	0.79	−5.32	0.85	+8
FVC（L）	> 2.59	1.21	−5.16	1.24	+2
FEV_1/FVC(%)	> 70	65	−2.43	69	
FEV_1/VC(%)	> 70	64	−2.70		
静态肺容量					
TLC（L）	3.68~5.78	3.27	−2.72		
RV（L）	< 2.34	2.03	+0.82		
FRC（L）	1.61~3.66	2.42	−0.40		
RV/TLC（%）	< 45	62	+4.77		
VC(L)	> 2.59	1.24			
单次呼吸法测定的一氧化碳弥散量					
V_I(L)		0.94			
V_A(L)	> 3.7	1.8	−5.05		
T_LCO[mmol/(min·kPa)]	> 5.4	2.6	−4.68		
T_LCO$_{Hb\,corr}$[mmol/(min·kPa)]		2.8	−4.46		
KCO[mmol/(min·kPa)]	1.1~1.9	1.4	−0.19		
KCO$_{Hb\,corr}$[mmol/(min·kPa)]		1.5	+0.31		
Hb (g/dL)		11.4			
最大呼吸压					
$P_I$max（cmH_2O）	> 49	35	−2.63		
$P_E$max（cmH_2O）	> 69	119	+0.89		
sNIP（cmH_2O）	> 55	67	−0.96		
技术备注	检查过程良好				

（续后）

续

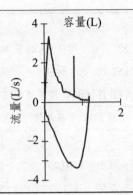

警示声明:测试质量良好。

技术解读:存在阻塞性通气功能障碍伴 FVC 降低。对吸入支气管扩张剂无明显反应。静态肺容量提示合并有限制性通气障碍伴明显的气体陷闭。肺泡容量和经血红蛋白校正的一氧化碳弥散量降低,可能由于肺泡容量下降、肺实质或肺血管疾病或者二者共同作用所引起(KCO 在正常范围内)。最大呼气压在正常范围内。最大吸气压降低。但经鼻吸气压在正常范围内,故临床上明显的吸气肌无力成为不可能。

临床意义:结果提示混合阻塞性 / 限制性通气功能障碍伴气体交换障碍。呼吸肌功能正常。

最终报告:测试质量良好。存在混合阻塞性 / 限制性通气功能障碍,对吸入支气管扩张剂无明显反应。肺泡容量和经血红蛋白校正的一氧化碳弥散量均降低。此结果提示一氧化碳弥散量降低可能由于肺泡容量下降、肺实质或肺血管疾病或者二者共同作用所引起。最大呼气压在正常范围内,最大吸气压降低。而经鼻吸气压在正常范围内,这使临床上明显的吸气肌无力成为不可能。结果提示为混合阻塞性 / 限制性通气功能障碍伴气体交换障碍。呼吸肌功能正常。

注释:该病例中,测定吸气肌力的两个指标,即最大吸气压和经鼻吸气压,出现异常和正常相互矛盾的结果。在评估呼吸肌功能时,正常结果往往比异常结果更有价值 [6]。

【病例 8】

性别	男		
年龄（岁）	63	体重（kg）	85
身高（cm）	171	种族	高加索人
临床记录	COPD,进行性加重的呼吸困难		

	正常范围	基线值	标准分数	用药后	变化率（%）
肺量测定					
FEV_1（L）	> 244	1.40	-4.00	1.42	+1
FVC（L）	> 3.37	3.58	-1.24	3.49	-3
FEV_1/FVC(%)	> 65	39	-6.11	41	
FEV_1/VC(%)	> 65	36	-6.62		
静态肺容量					
TLC（L）	4.91~8.02	8.52	+2.60		
RV（L）	< 2.77	4.64	+6.64		
FRC（L）	1.94~4.76	7.13	+5.27		
RV/TLC（%）	< 41	49	+3.53		
VC(L)	> 3.37	3.88			
单次呼吸法测定的一氧化碳弥散量					
V_I(L)		3.23			
V_A(L)	> 5.1	5.2	-1.53		
T_LCO[mmol/(min·kPa)]	> 6.6	4.4	-3.43		
$T_LCO_{Hb corr}$[mmol/(min·kPa)]		4.9	-3.00		
KCO[mmol/(min·kPa)]	1.0~1.7	0.8	-3.12		
$KCO_{Hb corr}$[mmol/(min·kPa)]		0.9	-2.50		
Hb (g/dL)		11.2			
最大呼吸压					
$P_I$max（cmH$_2$O）	> 64	59	-1.91		
$P_E$max（cmH$_2$O）	> 100	121	-0.76		
技术备注	检查过程良好				

（续后）

续

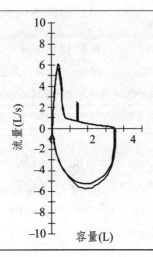

警示声明:测试质量良好。

技术解读:存在阻塞性通气功能障碍。对吸入支气管扩张剂无明显反应。静态肺容量测定提示肺过度充气(TLC)。肺泡容量在正常范围内,经血红蛋白校正的一氧化碳弥散量降低,提示肺实质或肺血管疾病。最大呼气压在正常范围内,而最大吸气压降低,提示吸气肌功能障碍。

临床意义:肺量测定结果符合 COPD,同时存在气体交换障碍。有证据表明存在吸气肌功能不全,可能是由于肺过度充气引起的呼吸肌无力或肌力受损所致。

　　最终报告:测试质量良好。存在阻塞性通气功能障碍,但对吸入支气管扩张剂无明显反应。静态肺容量提示肺过度充气(TLC)。肺泡容量在正常范围内,经血红蛋白校正的一氧化碳弥散量降低,提示肺实质或肺血管疾病。最大呼气压在正常范围内,而最大吸气压降低,提示吸气肌功能障碍。肺量测定结果符合 COPD,同时存在气体交换障碍。有证据提示吸气肌功能不全,可能是由于肺过度充气导致的呼吸肌无力或肌力受损所致。需结合临床确诊。

　　注释:该病例中,吸气压力下降可能由于与 COPD 有关肺过度充气所致。过度充气引起膈肌低平,属于一种肌力受损。

（于洪志 译　武俊平 审校）

参考文献

1. ATS/ERS Statement on respiratory muscle testing. Am J Respir Crit Care Med. 2002 Aug 15; 166(4):518–624; http://www.thoracic.org/statements/resources/ pft/respmuscle.pdf [accessed 21 March 2014].

2. Gibson GJ. Measurement of respiratory muscle strength. Respir Med. 1995 Sep; 89(8):529–35.

3. Bruschi C, Cerveri I, Zoia MC, Fanfulla F, Fiorentini M, Casali L, et al. Reference values of maximal respiratory mouth pressures: a population-based study. Am Rev Respir Dis. 1992 Sep; 146(3):790–3.

4. Troosters T, Gosselink R, Decramer M. Chapter 4. Respiratory muscle assessment European Respiratory Society Monograph 2005; 31 (Lung Function Testing): 57–71.

5. Heritier F, Rahm F, Pasche P, Fitting JW. Sniff nasal inspiratory pressure. A noninvasive assessment of inspiratory muscle strength. Am J Respir Crit Care Med. 1994 Dec; 150(6 Pt 1):1678–83.

6. Steier J, Kaul S, Seymour J, Jolley C, Rafferty G, Man W, et al. The value of multipletests of respiratory muscle strength. Thorax. 2007 Nov; 62(11):975–80.

7. Hart N, Cramer D, Ward SP, Nickol AH, Moxham J, Polkey MI, et al. Effect of pattern and severity of respiratory muscle weakness on carbon monoxide gas transfer and lung volumes. Eur Respir J. 2002 Oct; 20(4):996–1002.

8. Maillard JO, Burdet L, van Melle G, Fitting JW. Reproducibility of twitch mouth pressure, sniff nasal inspiratory pressure, and maximal inspiratory pressure. Eur Respir J. 1998 Apr; 11(4):901–5.

9. Dimitriadis Z, Kapreli E, Konstantinidou I, Oldham J, Strimpakos N. Test/retest reliability of maximum mouth pressure measurements with the MicroRPM in healthy volunteers. Respir Care. 2011 Jun; 56(6):776–82.

10. Terzi N, Corne F, Mouadil A, Lofaso F, Normand H. Mouth and nasal inspiratory pressure: learning effect and reproducibility in healthy adults. Respiration. 2010; 80(5):379–86.

11. Kalluri M, Oddis CV. Pulmonary manifestations of the idiopathic inflammatory myopathies. Clin Chest Med. 2010 Sep; 31(3):501–12.

12. Carmier D, Marchand-Adam S, Diot P, Diot E. Respiratory involvement in systemic lupus erythematosus. Rev Mal Respir. 2010 Oct; 27(8):e66–78.

第 6 章

支气管激发试验

支气管激发试验有助于识别肺量测定正常、对支气管扩张剂 (BD) 无可逆、但症状符合支气管哮喘的患者是否存在气道高反应 (AHR，哮喘的主要特征)。

有关支气管激发试验所使用的激发剂、使用方法和气道高反应的阈值剂量有多种规程。本章阐述有关使用多种不同的方法和激发剂进行支气管激发试验的报告原则。需要注意的是：本章中所使用的方法和激发剂浓度 / 剂量无法反映你们当地的情况。

支气管激发试验可分为两种：直接激发和间接激发。

- 直接激发
  - 作用于气道平滑肌受体引起支气管收缩 [1,2]。
  - 吸入药物包括醋甲胆碱和组胺。
  - 注意：与直接激发相关的气道高反应也可反映与支气管哮喘无关的肺损伤。
- 间接激发
  - 通过引起炎症介质释放而起作用，作用于气道平滑肌受体而引起支气管收缩 [1,3]。
  - 提供有关目前气道炎症的信息。
  - 吸入药物包括甘露醇、高渗盐水和一磷酸腺苷。
  - 物理激发包括等二氧化碳过度通气或过度换气（EVH）、运动。

试验过程

吸入激发通常是激发剂释放到上限时的阶梯式累积剂量激发 [4,5]。也就是说，在基线肺量测定后，逐步将激发剂释放到气道，并在每次释放后测定 FEV_1。试验应在规定的时间内完成，以确保激发的累积效应。可以通过比对累积剂量描记出 FEV_1 来构成剂量 – 反应曲线。

物理激发一般是单一剂量激发 [5,6]。也就是说,肺活量（FEV_1）分别在激发之前（基准）和接受一次激发后间隔 15~30 分钟（例如,在干燥的气体混合物中自主高通气 6 分钟）进行测量。单次激发剂量测试不能构成剂量 - 反应曲线。

气道对吸入激发剂的反应性称之为引起 FEV_1 下降到预定百分数所需的激发剂剂量或浓度。FEV_1 的下降百分率随激发剂而异（见表 6.2）。

在阶梯激发试验中激发剂量（PD）可以被计算出来。将激发剂量标记为 PDxx,其中 xx 表示 FEV_1 下降的百分数,用以识别气道的阳性反应（或气道高反应）。例如：醋甲胆碱激发,将 PD 标记为 PD_{20},表示 FEV_1 下降超过 20% 才认为是气道高反应。

醋甲胆碱激发试验注意事项

醋甲胆碱激发试验有多种方法和剂量范围 [4,7,8]。有些方法采用潮式呼吸,有些方法则采用剂量仪在多次单一吸气动作中将一定剂量刺激物送入气道。有证据表明,这些方法不能相互替代,一个人可能对一种方法有反应,而对另一种方法却没有反应 [9]。醋甲胆碱的给予方式决定了是否需要计算激发剂量或浓度。

测试质量

支气管扩张剂、糖皮质激素（吸入或口服）、抗组胺药和一些食品（如咖啡）都会影响 AHR,在支气管激发试验前应避免使用（见表 6.1）。

表 6.1　激发试验前应避免的药物、食物及其他物质

直接激发 [4]	时间限制
短效吸入型支气管扩张剂	8 小时
中效支气管扩张剂	24 小时
长效吸入型支气管扩张剂	48 小时
中效茶碱	24 小时
长效茶碱	48 小时
标准的 β_2 激动剂片剂	12 小时

（续后）

续

色甘酸钠	8 小时
肥大细胞稳定剂	48 小时
抗组胺药	3 天
白三烯拮抗剂	24 小时
含咖啡因的食物和饮料	测试当天
间接激发,对于直接激发的补充 [1,5]	
白三烯拮抗剂	4 天
剧烈运动	4 小时,最好测试当天
皮质类固醇(选择有效治疗剂量时)	测试当天
皮质类固醇(诊断时)	最多 6 周

　　未达到肺量测定的可接受和可重复标准将会影响测试质量和结果解读(见第 2 章)。无法吸入刺激物(或物理刺激情况下高通气)也会带来无法解释的结果。

解读

　　步骤:

　　1. 确认药物、食物和运动已停用或避免。必要时应注明。

　　2. 检查肺量测定质量。必要时应注明。

　　3. 评估基线肺量测定值(见第 2 章):基线气流阻塞会引起直接激发试验产生假阳性结果,在这种情况下对结果的解读必须慎重 [4]。

　　4. 评估激发试验结果(见表 6.2)。

　　使用敏感性 / 特异性数据确定支气管痉挛或支气管哮喘的可能性(见表 6.3)。

　　　– 注意:支气管哮喘的诊断通常是由主治医生根据各种检查结果(包括症状、临床评估和体征)确定的。激发试验只是决策的一种方法。

　　　– 目前还没有衡量不同激发试验敏感性和特异性的"金标准"[9]。最常用于对支气管哮喘的临床诊断(医生诊断)。使用相同的刺激物、不同的方法可能导致特异性 / 敏感性不同 [9]。

　　　– 一个人可能对一种类型的激发试验是阳性,对另一种是阴性。

　　5. 尽可能结合临床意义来考虑适用的药物。

表 6.2 支气管激发试验结果是阳性、阴性或不确定的决定因素

激发刺激物（刺激物剂量/浓度）	反应	要求
醋甲胆碱 [4] （PD_{20} 或 PC_{20}）	阳性	吸入稀释剂后 FEV_1 较基线下降≥20%，或者 FEV_1^a 下降≥20% 和 PD_{20} < 2 mg[b] 或 PC_{20} < 16mg/ mL[b]
	阴性	FEV_1^a 下降 < 20% 和 PD_{20} > 2 mg[b] 或 PC_{20} > 16mg/ mL[b]
高渗盐水 [5] （PD_{15}）	阳性	FEV_1 较基线下降≥15% 和 PD_{15} <23.5mL
	阴性	FEV_1 较基线下降 <15% 和 PD_{15} >23.5mL，或者 FEV_1 较基线下降≥15% 和 D_{15}>23.5mL
	不确定	FEV_1 较基线下降 <15% 和 PD_{15} <23.5mL
甘露醇 [5,11] （PD_{15}）	阳性	FEV_1 较基线下降 ≥15% 和 PD_{15} <635mg，或者连续剂量之间 FEV_1 下降≥10%
	阴性	FEV_1 较基线下降 <15% 和 PD_{15}≥635mg
	不确定	FEV_1 较基线下降 <15% 和吸入甘露醇 <635mg
过度换气 [5] (EVH 无激发剂量)	阳性	FEV_1 较基线下降≥10%
	阴性	FEV_1 较基线下降 <10% 和维持目标通气量 (>85% MVV)
	不确定	FEV_1 较基线下降 <10% 和不能维持目标通气量 (<85% MVV)
运动 [5] （运动无激发剂量）	阳性	儿童 FEV_1 较基线下降 > 13% 成人 FEV_1 较基线下降 >10% 优秀运动员 FEV_1 较基线下降 > 7%
	阴性或不确定	刺激不是阳性，可能是不确定而不是阴性，因为很难确定运动强度是否足够激发由运动导致的支气管痉挛

PD, 激发剂量；MVV, 最大通气量。

[a] 使用稀释后 FEV_1 作为参考点。

[b] 根据使用方法应用不同的最大剂量/浓度。确认当地的实验室使用的最大剂量/浓度。

表 6.3　激发试验诊断哮喘的敏感性 / 特异性

刺激物	敏感性 / 特异性 （相对于哮喘的临床诊断）	备注
直接刺激		
醋甲胆碱 [4,10]	高敏感性	阴性排除气道高反应,但不排除运动介导的支气管痉挛
	低特异性	阳性提示气道高反应,但对于支气管哮喘不特异
间接刺激		
甘露醇和高渗盐水 [10,11]	低敏感性 高特异性	阴性不能排除支气管哮喘 阳性对于支气管哮喘有高度特异
物理刺激		
过度换气,运动 [10,12,13]	低敏感性 高特异性	阴性不能排除支气管哮喘 阳性对于运动性哮喘有高度特异

- 表 6.4 描述了使用吸入糖皮质激素（ICS）后应用甘露醇和高渗生理盐水的激发试验结果。
- ICS 可降低醋甲胆碱激发的 AHR,在某些情况下可消除 AHR,但结果并不一致 [4]。评估 ICS 治疗效果时直接刺激是无用的 [9]。

表 6.4　间接刺激的临床意义

对于甘露醇和高渗盐水支气管激发试验 [3,11]:		
结果	是否应用 ICS	临床意义
阳性	否	符合伴有活动性气道炎症的支气管哮喘
阳性	是	符合气道炎症控制不佳的支气管哮喘
阴性	否	不能排除支气管哮喘。如果临床有指征或其他诊断应考虑进一步检查
阴性	是	符合气道炎症得到控制的支气管哮喘或者考虑其他诊断

ICS,吸入糖皮质激素。

严重程度量表

现有关于醋甲胆碱、高渗盐水、甘露醇和等二氧化碳过度通气激发试验的严重程度量表[4,5]，但本书没有使用。

与既往结果比较

极少文献提及关于随时间激发试验阈值会发生变化。

多数逐步增加剂量支气管激发试验的可重复性是剂量维持在一到两倍[1, 14]，这表明两倍剂量以上的变化具有重要的临床意义。同样，重复激发试验结果由阳性转为阴性（反之亦然）可能具有重要的临床意义。

支气管激发试验解读示例

【病例1】

性别	女性		
年龄（岁）	46	体重（kg）	73.4
身高（cm）	173	种族	高加索人
临床记录	阵发性呼吸困难。检查		

	正常范围	基线值	标准分数
肺量测定			
FEV_1 (L)	>2.64	3.52	0.55
FVC (L)	>3.35	4.67	1.13
FEV_1 /FVC (%)	>71	75	−0.95

刺激物:醋甲胆碱（剂量计）

剂量 (mg)	盐水	0.016	0.063	0.250	1.0	2.0	用药后
FEV_1 (L)	3.28	3.36	3.00	2.78	2.47	–	3.16
变化率 (%)	0	+2	−9	−15	−25		−4
PD_{20} (mg)	0.50						
技术备注	检查过程良好						
	符合检查要求						

警示声明:测试质量良好。

技术解读:基线通气功能在正常范围内。对吸入醋甲胆碱反应阳性。

临床意义:结果提示气道高反应,是支气管哮喘的特征之一。然而,阳性结果并不是支气管哮喘的特异表现,还应考虑其他病因,如由于近期胸部感染或吸烟引起的肺损伤。

　　最终报告:测试质量良好。基线通气功能在正常范围内。对吸入醋甲胆碱反应阳性提示气道高反应。应结合其他临床表现考虑支气管哮喘和其他病因(如近期胸部感染或吸烟引起的肺损伤)。

　　注释:生理盐水用作醋甲胆碱的稀释剂。许多醋甲胆碱激发试验规程提出稀释剂吸入步骤,一方面指导受检者吸入方法,另一方面确保受检者对稀释剂本身不敏感 (见表 6.2),不过目前对是否需要这一步骤存在分歧 [4]。如果采用稀释剂吸入步骤,激发试验过程中 FEV_1 的变化应使用稀释剂后（盐水）的 FEV_1 进行计算。

　　支气管激发试验阳性的受检者给予支气管扩张剂，有些中心对每位行支气管激发试验的受检者均给予支气管扩张剂。支气管扩张反应要与给予稀释液 / 安慰剂以及基线通气功能进行比较。支气管激发试验后给予支气管扩张剂主要是基于安全考虑，确保 FEV_1 回到与基线 FEV_1 相差 10% 之内。

【病例2】

性别	女性		
年龄(岁)	41	体重(kg)	81
身高(cm)	169	种族	高加索人
临床记录	慢性咳嗽。支气管哮喘(?)		
	正常范围	基线值	标准分数
肺量测定			
FEV$_1$ (L)	>2.61	3.66	1.09
FVC (L)	>3.25	4.61	1.34
FEV$_1$/FVC (%)	>72	79	−0.49

刺激物:醋甲胆碱(剂量计)							
剂量 (mg)	盐水	0.016	0.063	0.250	1.0	2.0	用药后
FEV$_1$ (L)	3.58	3.65	3.57	3.52	3.38	3.21	3.85
变化率 (%)	0	+2	0	−2	−6	−10	+8
PD$_{20}$ (mg)	>2.0						
技术备注	检查过程良好 符合检查要求						

警示声明:测试质量良好。

技术解读:基线通气功能在正常范围内。对吸入醋甲胆碱反应阴性。

临床意义:无气道高反应依据。除外支气管哮喘,但不能排除运动性哮喘。

最终报告:测试质量良好。基线通气功能在正常范围内。对吸入醋甲胆碱反应阴性。无气道高反应依据。除外支气管哮喘,但不能排除运动性哮喘。应结合临床表现确诊。

注释:醋甲胆碱激发试验的最大剂量/浓度可能不同,取决于当地实验室使用的规程。本病例所用规程[7]的最大剂量为2.0mg,通过计量仪给予。请注意,PD$_{20}$标记为>2.0mg(给予的最大剂量),而不是根据剂量–反应曲线外推得出的[4]。

考虑到该病例的临床记录,有些人会认为报告中最后一句话的最后部分可能会造成混乱。本例患者临床记录为"慢性咳嗽。支气管哮喘(?)"。阴性结果表明可以除外支气管哮喘(醋甲胆碱激发试验是一种很好的排除测试）。然而有文献报道，醋甲胆碱对于鉴别运动性哮喘的敏感性较低 [15]。最后一句话是提醒临床医师考虑受检者运动时是否症状加重，以及是否需行进一步检查。

【病例 3】

性别	女性	日期	2013-1-13
年龄（岁）	31	体重（kg）	69
身高（cm）	172	种族	高加索人
临床记录	既往患有儿童支气管哮喘。支气管哮喘发作(？)。未吸入 ICS		

	正常范围	基线值	标准分数
肺量测定			
$FEV_1(L)$	>2.88	3.64	0.26
FVC(L)	>3.47	4.45	0.45
FEV_1/FVC (%)	>74	82	−0.41

刺激物:高渗盐水(4.5%)						
剂量 (mL)	1.2	2.6	6	12.9	19.8	用药后
FEV_1 (L)	3.48	3.43	3.30	3.23	3.09	3.49
变化率 (%)	−4	−6	−9	−11	−15	−4
PD_{15} (mL)	19.6					
技术备注	检查过程良好					
	符合检查要求					

警示声明:测试质量良好。
技术解读:基线通气功能在正常范围内。对吸入高渗盐水反应阳性。
临床意义:结果提示支气管哮喘伴活动性气道炎症。

　　最终报告:测试质量良好。基线通气功能在正常范围内。对吸入高渗盐水反应阳性。结果提示支气管哮喘伴活动性气道炎症。

　　注释:测试过程中每一步高渗盐水的吸入量取决于超声雾化的输出量和受检者的呼吸类型。因此不同受检者在测试过程中吸入的高渗盐水剂量也会不同。每一步的剂量在激发后计算得出,即用雾化装置所失去的总重量除以总的雾化时间 [5]。然后再将这个数字乘以每一步的累计吸入时间。

【病例 4】

性别	女性	日期	2013-4-18
年龄（岁）	31	体重（kg）	69
身高（cm）	172	种族	高加索人
临床记录	支气管哮喘。既往盐水激发试验阳性。目前吸入 ICS		

	正常范围	基线值	标准分数
肺量测定			
FEV$_1$ (L)	>2.88	3.66	0.31
FVC (L)	>3.47	4.41	0.36
FEV$_1$/FVC (%)	>74	83	-0.21

刺激物：高渗盐水（4.5%）

剂量 (mL)	0.79	2.37	5.53	11.85	24.5	用药后
FEV$_1$ (L)	3.55	3.51	3.53	3.52	3.39	3.62
变化率(%)	-3	-4	-4	-4	-7	-1
PD$_{15}$ (mL)	>24.5					

技术备注 检查过程良好
        符合检查要求

警示声明：测试质量良好。

技术解读：基线通气功能在正常范围内。对吸入高渗盐水反应阴性。

临床意义：结果提示支气管哮喘目前治疗控制了气道炎症。与 2013 年 1 月 13 日的高渗盐水激发试验相比，气道高反应显著降低。

　　最终报告：测试质量良好。基线通气功能在正常范围内。对吸入高渗盐水反应阴性，提示支气管哮喘目前治疗控制了气道炎症，但要结合临床进行确诊。与 2013 年 1 月 13 日的高渗盐水激发试验相比，气道高反应显著降低。

　　注释：该病例与病例 3 是同一位受检者。吸入 ICS 3 个月后再复查，结果显示哮喘控制良好（气道炎症减轻），但要结合临床进行确诊。

【病例 5】

性别	女性		
年龄（岁）	21	体重（kg）	80
身高（cm）	159	种族	高加索人
临床记录	支气管哮喘(？)		

	正常范围	基线值	标准分数
肺量测定			
FEV_1 (L)	>3.14	4.48	1.86
FVC (L)	>3.67	5.35	2.07
FEV_1/FVC (%)	>74	84	0

刺激物：高渗盐水（4.5%）

剂量 (mL)	0.5	1.6	3.7	7.9	16.3	用药后
FEV_1 (L)	4.43	4.30	4.18	4.03	3.98	4.47
变化率 (%)	−1	−4	−7	−10	−10	0
PD_{15} (mL)	>16.3					
技术备注	检查过程良好。吸入盐水少于 23.5mL。检查不完整符合检查要求					

警示声明：测试质量良好。但是在激发试验时盐水吸入量不足。

技术解读：基线通气功能在正常范围内。对吸入高渗盐水的反应不确定。

临床意义：不能除外哮喘。

　　最终报告：测试过程良好,但测试不完整,激发试验中吸入盐水的剂量不足。基线通气功能在正常范围内。对吸入高渗盐水的反应不确定,不能除外支气管哮喘。如果有临床指征,应考虑复查。

　　注释：通常情况下,通过 5 次两倍递增剂量（30 秒,1 分钟,2 分钟,4 分钟,8 分钟）即可吸入足量的高渗盐水。但在该病例中,5 次吸入未达到足够的吸入剂量,进行了第 6 次吸入（8 分钟）。因此结果不确定。吸入剂量不足的原因可能是由于受检者的呼吸频率和（或）潮气量,或者雾化输出量太低。

【病例6】

性别	女性		
年龄(岁)	30	体重(kg)	87.5
身高(cm)	170	种族	高加索人
临床记录	潜水体检。基线肺量测定发现阻塞性通气功能障碍。儿童期有过敏性哮喘病史		

	正常范围	基线值	标准分数
肺量测定			
FEV_1 (L)	>2.83	2.16	−3.38
FVC (L)	>3.39	4.07	−0.16
FEV_1/FVC (%)	>75	53	−5.27

刺激物:甘露醇

剂量 (mg)	0	5	15	35	75	155	315	475	635	用药后
FEV_1(L)	2.09	2.02	1.90	1.87	1.82	1.71	–	–	–	2.31
变化率 (%)	0	−3	−9	−11	−13	−18				+11

PD_{15} (mg)　　100

技术备注　检查过程良好。注:基线肺量测定发现阻塞性通气功能障碍符合检查要求

警示声明:测试质量良好。

技术解读:基线通气功能显示阻塞性通气功能障碍。对吸入甘露醇的反应为阳性。

临床意义:结果提示支气管哮喘伴近期气道炎症。

　　最终报告:测试过程良好。基线通气功能显示阻塞性通气功能障碍。对吸入甘露醇的反应为阳性,提示支气管哮喘伴近期气道炎症。

　　注释:甘露醇激发试验期间 FEV_1 的变化从吸入 0 mg 剂量时的 FEV_1 算起,而不是从基线 FEV_1 算起。

【病例 7】

性别	男性		
年龄(岁)	49	体重(kg)	91
身高(cm)	159	种族	高加索人
临床记录	夜间咳嗽,运动喘息,尤其是寒冷天气。支气管哮喘(?)		

	正常范围	基线值	标准分数
肺量测定			
FEV$_1$ (L)	>2.44	2.16	-1.19
FVC (L)	>3.16	3.20	-1.56
FEV$_1$/FVC (%)	>68	82	0.62

刺激物:甘露醇

剂量 (mg)	0	5	15	35	75	155	315	475	635	用药后
FEV$_1$(L)	2.70	2.70	2.71	2.67	2.53	2.59	2.69	2.51	2.64	2.74
变化率 (%)	0	0	0	-1	-6	-4	0	-7	2	+1

PD$_{15}$ (mg)　>635

技术备注　符合试验要求。试验过程良好

警示声明:测试质量良好。

技术解读:基线通气功能在正常范围内。对吸入甘露醇的反应为阴性。

临床意义:不能除外支气管哮喘,临床有指征时需进一步检查或其他诊断。

　　最终报告:测试过程良好。基线通气功能在正常范围内。对吸入甘露醇的反应为阴性。不能排除支气管哮喘,临床有指征时需考虑进一步检查或考虑其他诊断。

　　注释:该病例描述的是,临床病史高度怀疑支气管哮喘,但甘露醇激发试验阴性。甘露醇激发试验敏感性差,因此不能作为排除性试验,该患者可能存在支气管哮喘,只是试验时没有反应。医师需要结合临床资料考虑支气管哮喘的可能性,必要时行进一步检查或考虑其他诊断。与醋甲胆碱激发试验相似,甘露醇激发试验阴性时 PD$_{15}$ >635 mg,不是通过外推得出的数值。

【病例8】

性别	女性		
年龄(岁)	31	体重(kg)	57
身高(cm)	165	种族	高加索人
临床记录	支气管哮喘(?),运动时喘息。		

	正常范围	基线值	标准分数
肺量测定			
FEV_1 (L)	>2.66	2.90	-1.00
FVC (L)	>3.18	3.54	-0.81
FEV_1/FVC (%)	>74	82	-0.39

刺激物:甘露醇

剂量 (mg)	0	5	15	35	75	155	315	475	635	用药后
FEV_1 (L)	2.92	2.85	2.87	2.86	2.55	–	–	–	–	2.86
变化率 (%)	0	-2	-2	-2	-13					-2

PD_{15} (mg)　85

技术备注　符合检查要求。检查过程良好。因两个连续剂量之间 FEV_1 下降 10% 而中止检查

警示声明:测试质量良好。

技术解读:基线通气功能在正常范围内。两个连续剂量之间 FEV_1 下降 10%,因此对吸入甘露醇的反应为阳性。

临床意义:结果提示支气管哮喘伴近期气道炎症。

最终报告:测试质量良好。基线通气功能在正常范围内。对吸入甘露醇的反应为阳性。结果提示支气管哮喘伴近期气道炎症。

注释:初看起来,该激发试验似乎未完成;实际上,如果甘露醇剂量从 0 mg 到某一剂量使得 FEV_1 下降 ≥ 15%,或者两个连续剂量之间 FEV_1 下降 ≥ 10%[11],均认为甘露醇激发试验阳性[11]。该病例中,35mg 和 75mg 两个累积计量之间 FEV_1 下降了 12%,符合激发试验阳性的标准。PD_{15} 可以通过最后两个剂量外推计算得出[11]。(注:只有在两个剂量之间下降 10% 时才能外推计算 PD_{15},如果全项激发试验均在阴性则不能推断 PD_{15}。)

【病例 9】

性别	女性		
年龄（岁）	45	体重（kg）	54
身高（cm）	165.5	种族	高加索人
临床记录	运动性哮喘（？）		

	正常范围	基线值	标准分数
肺量测定			
FEV_1 (L)	>2.42	3.26	0.63
FVC (L)	>3.05	4.22	1.03
FEV_1/FVC (%)	>71	77	-0.67

刺激物：过度通气

激发后 (min)	1	3	5	7	10	15	用药后
FEV_1 (L)	-	1.85	-	-	-		2.98
变化率 (%)	-	-43					-9

目标通气量：	97L/min　　实际通气量：80L/min	
技术备注	检查过程良好。符合检查要求。由于咳嗽无法获得激发后 1 分钟的 FEV_1 值。FEV_1 回归到基线值 10% 以内需要 600μg 沙丁胺醇	

警示声明：测试质量良好。
技术解读：基线通气功能在正常范围内。对等二氧化碳过度通气的反应为阳性。
临床意义：结果提示近期运动性哮喘。

　　最终报告：测试过程良好。基线通气功能在正常范围内。对等二氧化碳过度通气的反应为阳性。结果提示近期运动性哮喘。
　　注释：注意激发后 3 分钟 FEV_1 的下降较大（43%）。FEV_1 降幅较大是单步骤 / 剂量激发试验伴发的风险。还应注意，患者未能达到目标通气量，可能是由于支气管痉挛所致，但结果为阳性，因此并不重要。

【病例10】

性别	女性		
年龄(岁)	31	体重(kg)	72
身高(cm)	166	种族	高加索人
临床记录	跑步。运动是否为哮喘的诱因(?)		

	正常范围	基线值	标准分数
肺量测定			
FEV_1 (L)	>2.69	3.60	0.80
FVC (L)	>3.22	4.32	0.87
FEV_1/FVC (%)	>74	83	−0.15

刺激物:过度通气

激发后 (min)	1	3	5	7	10	15	用药后
FEV_1 (L)	3.40	3.41	3.34	3.38	3.41	3.39	3.46
变化率 (%)	−6	−5	−7	−6	−5	−6	−4

目标通气量: 107L/min　　实际通气量: 94L/min

技术评价　满足试验要求。检查过程不合格,未达到目标通气量

警示声明:测试质量不合格,未达到目标通气量。

技术解读:基线通气功能在正常范围内。因为未达到目标通气量,所以对等二氧化碳过度通气的反应不确定。

临床意义:不能排除运动性哮喘。

　　最终报告:未达到目标通气量,因此测试质量不合格。基线通气功能在正常范围内。因为未达到目标通气量,所以对等二氧化碳过度通气的反应不确定。不能排除运动性哮喘。

　　注释:应注意,由于未达到目标通气量,而且FEV_1变化不明显,故结果不确定。过度通气引起的气道干燥不足以引发炎症级联反应而导致支气管痉挛。

【病例 11】

性别	女性		
年龄(岁)	22	体重(kg)	64.4
身高(cm)	160.3	种族	高加索人
临床记录	国家级曲棍球运动员。运动相关性哮喘(？)		

	正常范围	基线值	标准分数
肺量测定			
FEV_1 (L)	>2.65	2.95	-0.76
FVC (L)	>3.00	3.73	+0.13
FEV_1/FVC (%)	>76	79	-1.18

刺激物:过度通气

激发后 (min)	1	3	5	7	10	15	用药后
FEV_1 (L)	2.88	2.77	2.86	2.89	2.86	2.89	3.08
变化率 (%)	-2	-6	-3	-2	-3	-2	+4

目标通气量:　88L/min　　实际通气量:　98L/min

技术备注　　检查过程良好。达到目标通气量。符合试验要求。未使用 ICS

警示声明:测试质量良好。

技术解读:基线通气功能在正常范围内。对等二氧化碳过度通气的反应为阴性。

临床意义:不能排除运动性哮喘。

　　最终报告:测试质量良好。基线通气功能在正常范围内。对等二氧化碳过度通气的反应为阴性。不能排除运动性哮喘,需依据临床指征考虑行进一步检查,或考虑其他诊断。

　　注释:在临床人群中 EVH 测试的敏感性低,因此阴性结果并不能排除运动性哮喘[2]。然而有证据表明,在精英运动员中 EVH 检测支气管痉挛的敏感性较高[16],此例受检者适合该项检查。

　　可以考虑让该受检者行醋甲胆碱之类的直接激发试验(谨记:对于运动性哮喘,醋甲胆碱激发试验的敏感性也较低)。如果结果也是阴性,则支气管哮喘的可能性较小。但如果直接激发试验是阳性,则与阴性结果的间接激发试验临床意义一样,对临床同样没有帮助。

(华静娜　译　武俊平　审校)

参考文献

1. Joos GF, O'Connor B, Anderson SD, Chung F, Cockcroft DW, Dahlen B, et al. Indirect airway challenges. Eur Respir J. 2003 Jun; 21(6):1050–68.

2. Cockcroft DW. Direct challenge tests: Airway hyperresponsiveness in asthma: its measurement and clinical significance. Chest. 2010 Aug; 138(2 Suppl):18S–24S.

3. Anderson SD. Indirect challenge tests: airway hyperresponsiveness in asthma: its measurement and clinical significance. Chest. 2010 Aug; 138(2 Suppl):25S-30S. 4 Crapo RO, Casaburi R, Coates AL, Enright PL, Hankinson JL, Irvin CG, et al.

4. Guidelines for methacholine and exercise challenge testing-1999. This official statement of the American Thoracic Society was adopted by the ATS Board of Directors, July 1999. Am J Respir Crit Care Med. 2000 Jan; 161(1):309–29.

5. Anderson SD, Brannan JD. Methods for "indirect" challenge tests including exercise, eucapnic voluntary hyperpnea, and hypertonic aerosols. Clin Rev Allergy Immunol. 2003 Feb; 24(1):27–54.

6. Argyros GJ, Roach JM, Hurwitz KM, Eliasson AH, Phillips YY. Eucapnic voluntary hyperventilation as a bronchoprovocation technique: development of a standarized dosing schedule in asthmatics. Chest. 1996 Jun; 109(6):1520–4.

7. Chinn S, Burney P, Jarvis D, Luczynska C. Variation in bronchial responsiveness in the European Community Respiratory Health Survey (ECRHS). Eur Respir J. 1997 Nov; 10(11):2495–501.

8. Yan K, Salome C, Woolcock AJ. Rapid method for measurement of bronchial responsiveness. Thorax. 1983 Oct; 38(10):760–5.

9. Cockcroft DW, Davis BE. Diagnostic and therapeutic value of airway challenges in asthma. Curr Allergy Asthma Rep. 2009 May; 9(3):247-53.

10. Busse WW. What is the best pulmonary diagnostic approach for wheezing patients with normal spirometry? Respir Care. 2012 Jan; 57(1):39-46; discussion 7–9.

11. Brannan JD, Anderson SD, Perry CP, Freed-Martens R, Lassig AR, Charlton B. The safety and efficacy of inhaled dry powder mannitol as a bronchial provocation test for airway hyperresponsiveness: a phase 3 comparison study with hypertonic (4.5%) saline. Respir Res. 2005; 6:144.

12. Eliasson AH, Phillips YY, Rajagopal KR, Howard RS. Sensitivity and specificity of bronchial provocation testing. An evaluation of four techniques in exercise-induced bronchospasm. Chest. 1992 Aug; 102(2):347–55.

13. Hurwitz KM, Argyros GJ, Roach JM, Eliasson AH, Phillips YY. Interpretation of eucapnic voluntary hyperventilation in the diagnosis of asthma. Chest. 1995 Nov; 108(5):1240–5.

14. Anderson SD, Brannan J, Spring J, Spalding N, Rodwell LT, Chan K, et al. A new method for bronchial-provocation testing in asthmatic subjects using a dry powder of mannitol. Am J Respir Crit Care Med. 1997 Sep; 156(3 Pt 1):758–65.

15. Anderson SD. Provocative challenges to help diagnose and monitor asthma: exercise, methacholine, adenosine, and mannitol. Curr Opin Pulm Med. 2008 Jan;14(1):39–45.

16. Holzer K, Anderson SD, Douglass J. Exercise in elite summer athletes: challenges for diagnosis. J Allergy Clin Immunol. 2002 Sep; 110(3):374–80.

第7章

质量检测的重要性

评估检测质量是解读策略中必不可少的一步。如果将一份质量欠佳的检查结果作为高质量结果报告,可能会导致对患者的错误分类和错误治疗。人们常说宁缺毋滥,肺功能检测不佳还不如不做肺功能检测。

检测质量可能受受检者相关因素和(或)设备相关技术因素的影响(表7.1)。

检测质量的评估与下列因素有关:

- 检测者的能力和技术;
- 检测者对检测质量准确技术评价;
- 报告者对测试原理的了解;
- 报告者关于欠佳质量检验对结果解读的影响的了解。

检测者在检测质量中的职责包括:

- 确保仪器已经过校准,是在其技术规格范围内运行;
- 掌握全面的测试方法知识以及测试可接受性与可重复性的判断标准;
- 为受检者提供指导,使其达到最大用力呼吸,检验原始数据是否满足可接受性和可重复性标准,为受检者提供反馈信息,以最大限度提高测试质量;
- 掌握检测中的质量指标;
- 对检测质量以及可能影响检测质量的特殊因素加以书面说明,通常称之为"技术备注"。为了提高检测者之间的一致性,一些实验室使用质量等级量表(表7.2)[1,2]。

表 7.1 影响检测质量的因素示例

患者因素	设备 / 技术因素
患者合作性	没有标准
患者协调性	输入错误的环境参数
患者认知水平	分析仪 / 流量传感器的线性度差
患者用力程度	装置不准确 / 不精确
语言障碍	漂移
疼痛	漏气
不符合测试的可接受性标准	操作人员因素
不符合测试的可重复性标准	·对可接受性及可重复性标准缺乏了解 ·不能指导受检者达到最大用力 ·对受检者用力情况关注不足 ·向受检者提供如何提高测试质量的反馈信息不足

表 7.2 肺量测定质量等级量表示例 [1,2]

等级	说明	解读
好	3 次合格的用力,而且其中合格的用力: ·最佳 2 次 FEV_1 差值在 150mL 之内,而且 ·最佳 2 次 FVC 差值在 150mL 之内	很好地反映了受检者真实的肺功能
较好	2 次合格的用力,而且其中合格的用力: ·最佳 2 次 FEV_1 差值在 150mL 之内,而且 ·最佳 2 次 FVC 差值在 150mL 之内	较好地反映了受检者的真实肺功能
一般	≥2 次合格的用力,而且其中合格的用力: ·最佳 2 次 FEV_1 差值不在 150mL 之内,或 ·最佳 2 次 FVC 差值不在 150mL 之内	适度反映了受检者的真实肺功能,但要谨慎解读
较差	只有 1 次合格的测试	谨慎解读结果,所得结果不能满意地描述受检者的真实肺功能
差	没有合格的测试	不能解读测试结果,可将其说成"VC 至少……"之类

报告者在检测质量评估中的职责包括以下内容。

- 检验原始数据和（或）技术备注。
- 熟悉测试原理。
- 了解质量检测因素 (详见有关测试各章)。
- 了解质量检测间的相关指标。

能够提示测试质量好 (肺量测定，T_LCO 测定,静态肺容量测定) 的一些简单指标包括：

- 吸入肺活量（IVC）（源于 T_LCO 测定）应占最大肺活量（VC）值的 85%。如果 IVC<85% 最大 VC 值,将会影响到 V_A 和 T_LCO 的测量（见病例 5）。
- 属于静态肺容量一部分测量的缓慢肺活量（SVC）[肺总容量（TLC）- 残气量（RV）] 应大于用力肺活量（FVC）150mL。SVC 与 FVC 相似,都是检查可重复性的一项指标。对于有明显气流受限的受检者，SVC>>FVC,但 是 FVC>>SVC 极 少 见,所 以 当 发 现 FVC>>SVC 时,常提示测试过程欠佳或有技术问题（见病例 4）。
- TLC 与 RV 的差值应当大于 V_I（源于 T_LCO 测定）减去 150mL。这也是检查可重复性的一项指标。
- TLC 应大于 V_A（源于 T_LCO 测定）,特别是气流阻塞的受检者。由于设备和测试方法的差异,V_A 偶尔会略大于 TLC。但是如果 V_A 显著高于 TLC,需要考虑测试过程或技术问题。
- 了解质量欠佳测试对报告中解读检测结果的影响。

是否要报告质量欠佳的测试结果

虽然说质量好的测试能很好地反映受检者的真实肺功能,但质量欠佳的测试却不能。

有时,没有测试结果要胜于引起导致分级差错的质量欠佳的测试结果。但是,质量欠佳的结果的某些方面也能提供一些值得报告的有用信息。

例如:认知功能障碍患者在肺量测定中难以达到最大呼气用力。这类患者不能进行快速呼气,只能从 TLC 呼气至 RV。由于患者不能最大限度呼气,所以报告中的 FEV_1 不是真实的 FEV_1（因为其没有用力）,不要将其写在报告中。但呼出的肺总容量提示，VC 至少是确定的量。

如果打算使用质量欠佳的测试结果，应注意下列问题：

- 有错误分级的风险；
- 检测质量会影响解读。

应在报告中使用警示声明，使读者清楚报告中有些问题会影响解读。如果你能确定这些影响的大小和方向，也应在报告中注明。

测试质量的解读示例

评估肺功能报告质量的步骤：

- 阅读技术备注；
- 完成上文所述的简单的测试评估；
- 如果条件允许或情况需要，应检查原始数据；
- 评估测试质量欠佳对结果解读的影响；
- 在依据结果的报告中应包括有关测试质量的说明；
- 当检测质量欠佳时，测试质量说明应提醒读者注意，并要描述这些问题对结果解读的影响。

【病例1】

性别	男				
年龄（岁）	68	体重（kg）	73.5		
身高（cm）	169	种族	高加索人		
临床记录	肺部肿物。基线肺量测定				

	正常范围	基线值	标准分数
肺量测定			
FEV_1 (L)	>2.19	2.99	+0.21
FVC(L)	>3.09	3.04	−1.74
VC(L)	>3.09	3.33	−1.17
FEV_1/FVC(%)	>64	90	+2.68
技术备注	检查过程较差。有技术不佳、声门干扰、舌头堵塞咬口器、反向外推差错。FVC 可能被低估。FEV_1 可能受影响		

警示声明: 由于测试过程较差,FVC 及 FEV_1 可能被低估,因此对结果的解读应慎重。

技术解读: 尽管测试过程较差,但肺量测定的基线值仍在正常范围内。

最终报告: 由于测试过程较差, FVC 及 FEV_1 可能被低估,因此结果解读应慎重。尽管如此,肺量测定的基线值仍在正常范围内。

注释: 从相互重叠的流量－容积曲线中可以看出,测试结果没有可接受性和可重复性。受检者在一些测试中未能最大用力,一些测试由于舌头堵塞咬口器,声门干扰提前终止而产生假象。值得关注的是 FEV_1 是否准确,FVC 可能被低估。没有最大用力获得的 VC 作为最大 VC 值并列出。尽管我们不确定报告结果能否准确反映患者的真实肺功能,但结果在正常范围内,这是对送检医师很有用的信息。还应注意的是:由于测试结果的不确定性,此病例没有提供临床意义。

【病例 2】

性别	女		
年龄（岁）	20	体重（kg）	65.8
身高（cm）	157.5	种族	高加索人
临床记录	支气管哮喘		

	正常范围	基线值	标准分数	用药后	变化率 (%)
肺量测定					
FEV_1 (L)	>2.59				
FVC(L)	>2.89				
VC(L)	>2.89	2.55	−2.51	2.53	−2.56
FEV_1/FVC(%)	>77				
技术备注	检查过程较差。测试开始较好，但由于声门干扰每次用力使 FVC 和 FEV_1 受到影响。FEV_1 可能被低估。列出的 VC 是 FVC 中最好的，但可能被低估。支气管扩张剂用药后的检测过程类似				

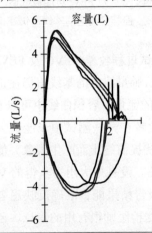

警示声明：测试过程较差，因此对结果解读应慎重。由于声门干扰影响报告中没有列出的 FVC 和 FEV_1（可能被低估）。支气管扩张剂用药后的肺量测定也存在同样问题。

技术解读：测得 VC 降低，但由于测试过程问题可能被低估。流量－容积曲线并没有明显气流阻塞的表现。

最终报告：由于测试过程较差，所以结果解读需慎重。报告中没有列出 FVC 和 FEV_1（由于声门干扰可能被低估）。VC 似乎有所降低，但可能是由于测试过程被低估。静态肺容量可以辅助诊断限制性通气功能障碍。流量－容积曲线并没有气流阻塞表现。

　　注释：流量－容积曲线只显示出基线用力情况。尽管每一次开始用力都符合可接受标准，但声门干扰导致气流中断，进而影响 FEV_1 和 FVC。最佳的 FVC 值已被列为 VC，为临床提供了一些信息。尽管声门干扰引起阻塞，但是流量－容积曲线并未显示与哮喘相关的气流受限表现。由于测试过程较差，因此难以提供临床意义。

【病例 3】

性别	男		
年龄（岁）	60	体重（kg）	78.8
身高（cm）	173.5	种族	高加索人
临床记录	慢性咳嗽。COPD（？）		

	正常范围	基线值	标准分数	用药后	变化率 (%)
肺量测定					
FEV$_1$(L)	>2.65	1.55	-4.05	1.70	+10
FVC(L)	>3.60	3.47	-1.89	3.64	+5
FEV$_1$/FVC(%)	>66	45	-5.27	47	

技术备注　检查过程一般。基线 FVC 没有可重复性，因为患者主诉胸闷。吸
入支气管扩张剂后的数据具有可重复性

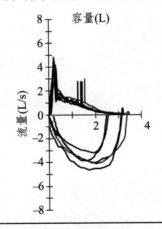

警示声明:由于基线 FVC 没有可重复性,虽然未必会影响整体结果,但结果解读仍应
慎重。患者基线测试过程中出现了胸闷。

技术解读:存在阻塞性通气功能障碍伴 FVC 降低。对吸入支气管扩张剂无明显反
应,但 FVC 回到正常范围内,提示 FVC 的下降可能是由于气流受限。建议
行静态肺容量测定,以便进一步阐明结果。

临床意义:测试结果符合 COPD 的肺量测定定义。

　　最终报告: 由于基线 FVC 没有可重复性,虽然对整体结果的影响可
能不大,但结果解读仍应慎重。存在阻塞性通气功能障碍伴 FVC 降低。
对吸入支气管扩张剂无明显反应,但 FVC 回到正常范围内,提示 FVC 的
下降可能是由于气流受限。建议行静态肺容量测定,以便进一步阐明结

果。测试结果符合 COPD 的肺量测定定义。

　　注释：流量 - 容积曲线只能显示基线用力情况。尽管基线 FVC 不能没有可重复性，即最高和次高 FVC 与可接受基线用力的差值 >150mL，但对整体结果的影响不大。吸入支气管扩张剂后 FVC 没有明显增加（尽管已回到正常范围内），而且用药后测定的 FVC 结果是可重复性的，提示基线用力所记录的最高 FVC 可能近似反映了患者的真实肺功能水平。不要将可重复性差的结果从报告和解读中删除 [3]，但负责解读的人需要确定可重复性缺乏对结果的影响。

【病例 4】

性别	男		
年龄（岁）	45	体重（kg）	75.5
身高（cm）	181	种族	高加索人
临床记录	活动耐力减弱，慢性咳嗽，吸烟 10 包/年，40 岁，已戒		

	正常范围	基线值	标准分数
肺量测定			
FEV$_1$(L)	>3.42	3.96	−0.56
FVC(L)	>4.43	5.47	+0.12
FEV$_1$/FVC(%)	>69	72	−1.08
静态肺容量			
TLC（L）	5.90~8.50		
RV（L）	<2.61		
FRC（L）	2.48~4.84	4.79	+1.58
RV/TLC（%）	<35		
VC（L）	>4.43		
单次呼吸法测定的一氧化碳弥散量			
V$_I$(L)		5.08	
V$_A$(L)	>6.5	7.5	−0.12
T$_L$CO [mmol/(min·kPa)]	>8.4	9.3	−0.93
T$_L$CO $_{Hb\ corr}$ [mmol/(min·kPa)]		9.1	−1.06
KCO [mmol/(min·kPa·L)]	1.1~1.8	1.2	−1.09
KCO $_{Hb\ corr}$ [mmol/(min·kPa·L)]		1.2	−1.29
Hb (g/dL)		15.2	
技术备注	肺量测定及气体弥散功能检查过程良好。在静态肺活量测定中 SVC ≤ FVC，提示 SVC 测定操作有问题		

容量(L)

流量(L/s)

静态肺容量测量的各项结果如下：

测试是用首选的人体体积描记法进行的（FRC 测量后嘱患者继续呼气至 RV，然后转为吸气至 TLC）[4]。

	测量的值				测试参数的可接受性		采用了计算结果	计算的结果
序号	FRC (L)	ERV (L)	SVC (L)	喘息频率 (/分)	FRC	SVC	RV (L)	TLC (L)
1	5.02	0.34	1.48	103	×–喘息频率高	×–SVC<< FVC[a]–150 mL		
2	4.90	1.36	4.13	46	√	×–SVC<< FVC[a]–150 mL		
3	4.86	1.35	4.13	68	√	×–SVC<< FVC –150 mL		
4	4.78	1.69	3.16	68	√	×–SVC<< FVC –150 mL		
5	4.75	1.83	4.86	73	√	×–SVC< FVC –150 mL	√	
6	4.84	2.00	5.08	71	√	×–SVC< FVC –150 mL	√	
7	4.75	1.44	4.01	48	√	×–SVC<< FVC–150 mL		
结果	4.79	1.92	5.08	–			2.88	7.96

[a]FVC =5.47L

警示声明：肺量测定及气体弥散检测质量好。由于 SVC 测定过程出现问题，导致静态肺容量检测质量欠佳，所以报告中只有 FRC 的数据。

技术解读：基线通气功能测定在正常范围内。FRC 在正常范围内。肺泡容量及血红蛋白校正后的一氧化碳弥散量在正常范围内。

临床意义：此次肺功能测试结果未发现引起临床症状的原因。

最终报告：肺量测定及气体弥散检测质量好。静态肺容量检测过程欠佳，所以报告中仅有 FRC。基线通气功能和功能残气量均在正常范围内。肺泡容量及血红蛋白校正后的一氧化碳弥散量均在正常范围内。本次测试结果未发现引起患者症状的原因。

注释：在本病例中，肺量测定和 T_LCO 测定过程较好，可以报告为测试质量良好。在静态肺容量测定中，除去呼吸频率过快的那次测试，其余的 FRC 测量结果均符合可接受性和可重复性标准，所以可以报告 FRC 结果。然而与之相关的 SVC 测量过程却欠佳：

- 有些用力测试，受检者未完全用力呼气至 RV（ERV 不断变化），从而影响 SVC 的测定。不能确定所记录的最高 ERV 是否为受检者最大的 ERV。
- 测得的 SVC 也变化不定：测得的最大 SVC 为 390mL，小于记录的最大 FVC（5.08L 比 5.47L）。SVC 减小可能是由于受检者未能用最大力吸气或是在测 SVC 之前呼气未能达到 RV 所致。

这些结果可能的影响包括以下几点：

- 若受检者未能充分呼气至真正的 RV，RV 可能被高估（ERV 被低估）。
- 若受检者不能充分呼吸至 TLC，TLC 可能被低估（SVC 被低估）。
- 上述两种情况可能同时存在。

如上表所示，若最终结果以计算得出的 RV（2.88L）和 TLC（7.96L）报告的话，RV 可能升高（>ULN），TLC 在正常范围内，RV/TLC 则大于 ULN。这种结果会使读者产生困惑，因为受检者基线肺量计法测试结果并没有提示这种通气模式（肺量测定未发现阻塞性通气——而 SLV 结果却提示可能存在气道陷闭或呼吸肌无力）。由于对低质量 SVC 的影响尚不清楚（是 RV 真实升高还是受检者未能用力呼气?），所以只报告 FRC 的数值。

【病例 5】

性别	女		
年龄（岁）	48	体重（kg）	49.3
身高（cm）	155	种族	高加索人
临床记录	因肺炎入院，现在仍吸烟		

	正常范围	基线值	标准分数	用药后	变化率 (%)
肺量测定					
FEV_1 (L)	>2.04	2.23	−1.07	2.28	+2
FVC(L)	>2.59	2.86	−0.94	2.80	−2
FEV_1/FVC(%)	>71	78	−0.44	81	
单次呼吸法测定的一氧化碳弥散量					
V_I (L)		2.13			
V_A (L)	>3.7	3.5	−2.07		
T_LCO [mmol/(min·kPa)]	>5.0	6.0	−0.51		
$T_LCO_{Hb\ corr}$ [mmol/(min·kPa)]		5.9	−0.70		
KCO [mmol/(min·kPa·L)]	1.0~1.8	1.7	+1.36		
$KCO_{Hb\ corr}$ [mmol/(min·kPa·L)]		1.7	+1.19		
Hb (g/dL)		14.4			
技术备注	肺量测定过程良好。气体弥散测定：V_I<85% FVC				

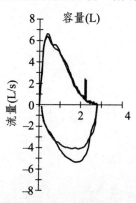

既往检查结果:无。

警示声明:肺量测定质量好。气体弥散功能检测质量一般——$V_I<85\%FVC$,这可能会导致 V_A 和 T_LCO 被低估。

技术解读:基线通气功能在正常范围内。对吸入支气管扩张剂无明显反应。肺泡容量减少,经血红蛋白校正的一氧化碳弥散量在正常范围内。肺泡容量减少可能是由于测试过程所造成。

临床意义:没有既往检查结果可比。

　　最终报告:肺量测定质量好。气体弥散功能检测质量一般,可能会导致 V_A 和 T_LCO 被低估。基线通气功能在正常范围内,对吸入支气管扩张剂无明显反应。肺泡容量减少,经血红蛋白校正的一氧化碳弥散量在正常范围内。肺泡容量减少可能是由于测试过程所造成。没有既往检查结果可比。

　　注释:

　　$V_I<85\%$ FVC 可能是由于以下因素造成 [5,6]:

- 在由 RV 转为 TLC 中,受检者未能最大限度吸气,从而导致 V_A 被低估,T_LCO 较低程度被低估;

- 在测得 VC 之前,测试者未能呼气至 RV,但这对 V_A 或 T_LCO 的影响较小。

　　在测试过程中,操作者可能最容易确定 V_I 降低的原因。他们通过查找原始数据探寻最可能的原因。这同样依赖于使用的测试仪器和其他测量数据。

【病例 6】

性别	男		
年龄（岁）	65	体重（kg）	61
身高（cm）	175.5	种族	高加索人
临床记录	可能有运动神经元病。呼吸肌损伤(？)		

	正常范围	基线值	标准分数	用药后	变化率 (%)
肺量测定					
$FEV_1(L)$	>2.55	3.01	-0.67		
FVC(L)	>3.55	4.47	+0.03		
$FEV_1/FVC(\%)$	>65	67	-1.24		
VC(L)	>3.55	4.45	+0.03	4.12	-7
最大呼吸压					
$P_I max(cmH_2O)$	>56	75	-0.76		
$P_E max(cmH_2O)$	>93	68	-3.12		
技术备注	肺量测定检查过程较好—PEF 存在差异。对于 $P_I max$ 测试过程好，而 $P_E max$ 测试过程较差—很难保持口腔密闭，结果可能被低估				

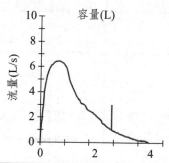

警示声明:因为口角漏气可能导致结果被低估,故对最大呼气压结果的解读要慎重。

技术解读:基线通气功能测定在正常范围内。立位与卧位 VC 的差值（立位 VC 较卧位下降 <30%）提示该受检者没有明显的膈肌无力。最大吸气压力在正常范围内。最大呼气压力减低；但是由于操作过程中口角漏气,这些结果可能被低估。

临床意义:尽管不能排除呼气肌力损伤,但也不可能有明显的吸气肌力损伤。

　最终报告:肺量测定质量较好——呼气峰流速有些变化,最大呼气压测定质量好。在最大呼气压测定时有漏气,可能导致 $P_E max$ 值被低估。基线通气功能在正常范围内。立位与卧位 VC 的差值提示没有明显的膈肌无力。最大吸气压在正常范围内,最大呼气压降低,可能是由于试验操作过程欠佳而被低估。本例中由于试验操作过程欠佳,不能除外呼气肌无力,但也不可能有明显的吸气肌无力。

注释:图 7.1 和表 7.3 示出此病例的三次最佳 P_Imax 及 P_Emax。P_Imax 测定中,三次用力中都可以看到一个持续 1 秒的压力平台期。操作者指出测定质量好。P_Emax 测定中,由于口角漏气,压力很难维持 1 秒。漏气使用力未达到可接受性标准[7],因此要考虑在这种情况下是否应记录 P_Emax 的结果?漏气通常会导致维持压力可能被低估。因此,在报告中我们需要明确:P_Emax 可能被低估。这一点在本病例中特别重要,因为下限可能会误导临床决策。

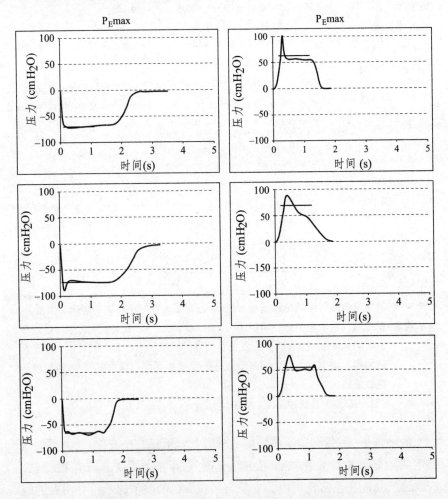

图 7.1   病例 6 中三次最佳的最大吸气压及呼气压的时间 - 压力曲线。

表 7.3　病例 6 中三次最佳用力的最大吸气压和呼气压

序列	$P_I max$ (cmH$_2$O)	$P_E max$ (cmH$_2$O)
1	70	60
2	75	68
3	67	54

【病例7】

性别	男		
年龄（岁）	54	体重（kg）	85.5
身高（cm）	185.4	种族	高加索人
临床记录	支气管哮喘（?）		

	正常范围	基线值	标准分数
肺量测定			
$FEV_1(L)$	>3.34	3.62	-1.10
FVC(L)	>4.45	4.26	-1.96
$FEV_1/FVC(\%)$	>67	85	+1.37

激发剂：甘露醇

剂量（mg）	0	5	15	35	75	155	315	475	635	用药后
$FEV_1(L)$	3.46	3.42	3.25	3.10	3.36	3.01	3.04	2.77	-	3.40
变化率（%）	0	-1	-6	-10	-3	-13	-12	-20	-	-2

PD_{15}（mg）　366

技术备注　检查过程较差。吸气容量有变化。基线FVC可能被低估。基线难以测到可重复的FEV_1是否为真实反应？测试准备工作符合要求

警示声明：因为肺量测定质量欠佳可能导致假阳性气道激发试验结果，所以对结果的解读需慎重。

技术解读：基线肺量测定显示有限制性通气功能障碍，部分原因可能是由于测试操作所致。对吸入甘露醇气道激发试验为阳性，但测试过程的变化可能会影响结果。

临床意义：可能存在支气管哮喘，但由于测试数据存在变化，需要结合临床进行确诊。

　　最终报告：测试质量欠佳，结果解读需慎重。基线肺量测定显示有限制性通气功能障碍，但是由于测试操作欠佳，FVC可能被低估。建议行静态肺容量检查以证实限制性通气。甘露醇气道激发试验为阳性，但阳性结果可能是测试过程中的变化所致。目前可能存在支气管哮喘，但由于测试操作的变化，需结合临床进行确诊。

　　注释：气道激发试验结果的解读依赖于很好地进行肺量测定。因为FEV_1的下降是终点结果，如果操作过程导致FEV_1变化，结果解读就会出现不确定性。表7.4示出病例7每个激发试验阶段测得的FEV_1值。图

7.2 示出累计剂量为 155mg 时肺量测定结果。谨记：在分阶段气道激发试验中确保累计效应的时机十分重要。因此，在吸入同一浓度激发剂时，当 2 次 FEV_1 满足可接受性和可重复性时，才能进行下一吸入浓度的测量。在此病例中，为达到不同测试浓度下可接受性的测试结果，受检者需要进行反复多次用力，但在 75mg 和 315mg 剂量时，未达到可重复性。操作员通过技术备注指出阳性反应可能是气道痉挛的反应，也可能是测试操作欠佳，亦或是两种因素共同作用所致。报告需反映这种不确定性。当肺量测定数据出现变化时，有些操作者会选择终止支气管激发试验，因为这可能会引起临床不确定性。

表 7.4　病例 7 激发试验每个阶段测量的 FEV_1 值

| | | FEV_1（L） | | | | | | | | | |
| | | 甘露醇剂量（mg） | | | | | | | | | |
阶段	基线值	0	5	15	35	75	155	315	475	635	用药后
1	3.38	3.46	3.33	3.05	2.89	3.08[a]	2.51[a]	2.44[a]	2.85[a]	−	3.11[a]
2	3.27	3.30[a]	3.27	3.25	3.10	3.20	2.71[a]	2.51[a]	2.61[a]		3.38
3	3.21[a]	3.39	3.42	2.85[a]	2.96	3.10[a]	2.96	2.73	2.73		3.23
4	3.39[a]			2.98		3.36	2.87	3.04	2.02[a]		3.40
5	3.62			3.11		3.11[a]	3.01		2.77		
6	3.43[a]										
7	3.56										
8	3.34[a]										
最佳	3.62	3.46	3.42	3.25	3.10	3.36	3.01	3.04	2.77	−	3.40

[a] 不可接受的用力包括未完全吸气至 TLC，起始缓慢及测试时未用力或未最大用力，未达 1 秒就咳嗽。

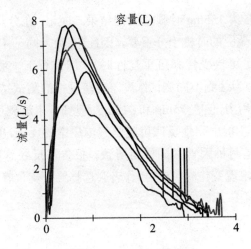

图 7.2   在累计达 155mg 甘露醇剂量时肺量测定值的变化。

【病例 8】

性别	男			
年龄（岁）	53	体重（kg）	55.6	
身高（cm）	170.5	种族	高加索人	
临床记录	目前患有肺炎。大量吸烟史。			
	X 线胸片符合 COPD			

容量(L) / 流量(L/s)

	正常范围	基线值	标准分数
肺量测定			
FEV_1 (L)	>2.75	3.34	-0.31
FVC(L)	>3.65	4.57	+0.13
FEV_1/FVC(%)	>67	73	-0.69
单次呼吸法测定的一氧化碳弥散量			
V_I (L)		4.14	
V_A (L)	>5.6	6.0	-1.01
T_LCO [mmol/(min·kPa)]	>7.0	3.7	-4.31
$T_LCO_{Hb\ corr}$ [mmol/(min·kPa)]		3.9	-4.20
KCO [mmol/(min·kPa·L)]	1.0~1.7	0.6	-4.32
$KCO_{Hb\ corr}$ [mmol/(min·kPa·L)]		0.6	-4.18
Hb (g/dL)		13.5	
技术备注	尽管流量 - 容积曲线未达到最大容量, 但肺量测定过程较好。T_LCO 的测量过程好		

既往检查结果: 无。

警示声明: 除肺量测定吸气未达到最大容量外, 测定质量好。

技术解读: 基线通气功能在正常范围内, 流量曲线的吸气支看似有些低平, 这可能是由于吸气用力不足所致。肺泡容量在正常范围内, 经血红蛋白校正后的一氧化碳弥散量减低, 提示可能存在肺实质或肺血管病。

临床意义: 无既往肺功能结果可供比较。尽管结果显示有气体交换功能受损, 但通气功能在正常范围内。

最终报告：除肺量测定中吸气用力未达最大以外，测定质量好。基线通气功能在正常范围内。流量曲线的吸气支低平，可能是由于吸气用力不足所致。肺泡容量在正常范围内，经血红蛋白校正的一氧化碳弥散量减低，提示可能存在肺实质或肺血管疾病。尽管有气体交换功能受损，但通气功能均在正常范围内。

注释：检测的整体质量好。肺量测定的呼气相可接受性和可重复性好。一氧化碳弥散量检测过程良好。但需要注意的是吸气相曲线低平。如果没有提供技术备注，可能会考虑可变性胸廓外上气道阻塞。技术备注告知报告者，吸气相曲线未达最大值可能是由于受检者吸气未能最大用力而非病理因素所致。吸气曲线完全取决于主动用力，需要最大用力吸气才能使环形曲线最大化。在考虑其他相关病理性因素之前，首先确认低平的吸气曲线是否源于最大吸气用力。

（张明园 译 吴琦 审校）

参考文献

1. Borg BM, Hartley MF, Bailey MJ, Thompson BR. Adherence to acceptability and repeatability criteria for spirometry in complex lung function laboratories. Respir Care. 2012 Dec; 57(12):2032–8.

2. Ferguson GT, Enright PL, Buist AS, Higgins MW. Offie spirometry for lung health assessment in adults: a consensus statement from the National Lung Health Education Program. Chest. 2000 Apr; 117(4):1146–61.

3. Miller MR, Hankinson J, Brusasco V, Burgos F, Casaburi R, Coates A, et al. Standardisation of spirometry. Eur Respir J. 2005 Aug; 26(2):319–38.

4. Wanger J, Clausen JL, Coates A, Pedersen OF, Brusasco V, Burgos F, et al. Standardisation of the measurement of lung volumes. Eur Respir J. 2005 Sep; 26(3):511–22.

5. Hughes JM, Pride NB. Examination of the Carbon Monoxide Diffusing Capacity (DLCO) in Relation to Its KCO and VA Components. Am J Respir Crit Care Med.2012 Jul 15; 186(2):132–9.

6. Macintyre N, Crapo RO, Viegi G, Johnson DC, van der Grinten CP, Brusasco V, et al. Standardisation of the single-breath determination of carbon monoxide uptake in the lung. Eur Respir J. 2005 Oct; 26(4):720–35.

7. ATS/ERS Statement on respiratory muscle testing. Am J Respir Crit Care Med. 2002 Aug 15; 166(4):518–624.

第 8 章

检查结果不合常规

当你能熟练地解读和书写报告,而且随着你书写的报告数量的增多,你会偶尔遇到一些不符合公认解读策略的特殊病例。这会增加报告书写的复杂性和不确定性。那么我们应如何说明呢?

- 临界结果? 例如,用力肺活量 (FVC) 的测量值是 3.95 L,其正常值下限 (LLN) 是 4.00 L,而肺量测定的其他参数均在正常范围内。
- 对吸入支气管扩张剂 (BD) 的反应是,肺容量绝对值大幅增加,但未达到 12%? 例如,一位确诊支气管哮喘患者对吸入支气管扩张剂的反应是, FEV_1 增大 10%,即 0.45 L。
- 外推参考公式引起的错误? 例如,外推参考值提示测量值在正常范围内,但实际上其绝对值偏低,而且可能影响功能。

对肺功能的解读不是非此即彼,其中会有一些例外。如第 1 章所讨论的,主观判断此时有一定意义。通常,结合临床意义可以对正常 / 异常或改变 / 无改变进行判断。有时,你要表述所得结果意义的不确定性。在最后这一章,我们将重点讨论这些病例。

【病例1】

Ava X,39岁,女性,呼吸系统疾病复查,14个月前首次因呼吸困难就诊。经综合评估诊断为肺血管炎。她还患有缺铁性贫血、高血压以及阻塞性睡眠呼吸暂停。现正口服糖皮质类激素(存在体重增加的问题)、免疫抑制药物、降压药以及补铁药物。她是来常规复查的,肺功能检查结果如下:

性别	女		
年龄(岁)	39	体重(kg)	176
身高(cm)	177	种族	高加索人
临床记录	间质性肺病,血管炎。疾病进展(?)		

	正常范围	基线值	标准分数
肺量测定			
FEV_1(L)	>2.91	2.88	-1.71
FVC(L)	>3.61	3.20	-2.48
FEV_1/FVC(%)	>73	90	+1.26
静态肺容量			
TLC(L)	5.03~6.79	4.81	-2.04
RV(L)	<2.47	1.70	-0.39
FRC(L)	2.45~4.17	1.92	-2.66
RV/TLC(%)	<40	35	+0.81
VC(L)	>3.61	3.10	
单次呼吸法测定的一氧化碳弥散量			
V_I(L)		3.07	
V_A(L)	>4.9	4.2	-2.68
T_LCO [mmol/(min·kPa)]	>6.6	13.5	+3.53
$T_LCO_{Hb\,corr}$ [mmol/(min·kPa)]		13.2	+3.33
KCO [mmol/(min·kPa)]	1.0~2.0	3.2	+6.36

(续后)

续

KCO$_{Hb\,corr}$ [mmol/(min·kPa)]	3.1	+6.11
Hb (g/dL)	14.1	
技术备注	检查过程良好。患者自诉既往有肺出血病史	

既往结果

日期	本次检查 2012-2-13	2011-7-16	2010-11-14
FEV$_1$	2.88	3.24	3.02
FVC	3.20	3.75	3.58
FEV$_1$/FVC	90	86	84
TLC	4.81	4.89	
RV	1.70	1.39	
FRC	1.92	2.11	
RV/TLC	35	28	
V$_A$	4.2	4.7	4.5
T$_L$CO	13.5	8.6	8.7
T$_L$CO$_{Hb\,corr}$	13.2	8.9	10.5
KCO	3.2	1.8	1.9
KCO$_{Hb\,corr}$	3.1	1.9	2.3

警示声明：测试质量良好。

技术解读：基线肺量测定显示有限制性通气功能障碍，这被静态肺容量的 TLC 减少所证实。FRC 减少与其肥胖（BMI 为 56kg/m²）一致。肺泡容量减少，经血红蛋白校正的一氧化碳弥散量在正常范围内（明显升高）。注意：KCO$_{Hb\,coor}$ 明显升高。现患肺出血（？）。也可能是不完全性肺泡扩张。

临床意义：与 2011 年 7 月 16 日的结果相比，FVC 明显下降，T$_L$CO$_{Hb\,corr}$ 明显升高。根据明显升高的 T$_L$CO 和 KCO 可考虑目前患有肺出血。

　　最终报告：测试质量良好。存在有限制性通气功能障碍。FRC 减少与其肥胖（BMI 为 56 kg/m²）相一致。肺泡容量减少，经血红蛋白校正的一氧化碳弥散量在正常范围内，但高于预计值。KCO 明显增高。与既往 2011 年 7 月 16 日的结果相比，FVC 明显降低，而 T$_L$CO 明显升高。鉴于患者有肺出血病史,应结合临床考虑目前存在肺出血 (T_LCO 和 KCO 的标准分数 >1.96)。

注释:该病例描述了一个结果在正常范围内,但实际上却是异常的例子。大多数影响气体交换的病理变化都会导致异常低的 T_LCO。因此,一般仅设定 T_LCO 的 LLN(正常值下限)。在该病例中,T_LCO 明显增高(标准分数 >+3),KCO 高于正常值的上限 (ULN)(标准分数 > +6)且肺泡容量减少(标准分数 <-2)。这些结果提示有不完全性肺泡扩张(例如,由于体重导致胸壁活动受限)、微血管扩张/充血、肺血流增加(例如,运动后、肺切除术后、肥胖)或肺泡出血 [1]。根据患者的病史,应考虑目前存在肺出血的可能。虽然对 KCO 的价值存在争议(第 4 章),但本病例(虽然比较罕见)证明其是有用的。在比较现在和既往结果时,我们注意到 2012 年 2 月 13 日 与 2011 年 7 月 16 日 测 量 的 FEV_1 相 差 11%,即 360mL。这并没有严格满足其随着时间显著变化的判断标准,但是在该病例中 FEV_1 下降 360mL 是否具有临床意义呢?可能是有意义的,需要提及。或者,当考虑同期的 FVC 变化具有临床意义时,FEV_1 基线下降的意义并不大。

【病例 2】

Jenny Y, 女, 74 岁, 患有支气管哮喘和支气管扩张病史, 随访就诊。既往肺功能检查显示肺量测定为"限制性"。

性别	女	日期	2012-4-21		
年龄(岁)	74	体重(kg)	60		
身高(cm)	150.2	种族	高加索人		
临床记录			支气管哮喘 / 支气管扩张症。肺量测定呈限制性通气		
	正常范围	基线值	标准分数	用药后	变化率(%)
肺量测定					
FEV_1(L)	>1.20	1.06	-2.10	1.27	+20
FVC(L)	>1.69	1.51	-2.14	1.67	+11
FEV_1/FVC(%)	>65	70	-0.82	76	
FEV_1/VC(%)	>65	66	-1.55	58	
静态肺容量					
TLC(L)	3.45~5.20	4.10	-0.42	4.04	
RV(L)	<2.65	2.49	+1.22	1.86	
FRC(L)	1.60~3.31	2.83	+0.72	2.23	
RV/TLC(%)	<54	60	+2.72	46	
VC(L)	>1.69	1.61	-1.86	2.18	+16
单次呼吸法测定的一氧化碳弥散量					
V_I(L)		1.52			
V_A(L)	>3.1	2.5	-2.68		
$T_L CO$[mmol/(min·kPa)]	>3.7	3.6	-1.65		
$T_L CO_{Hb corr}$ [mmol/(min·kPa)]		3.6	-1.73		
KCO[mmol/(min·kPa)]	0.8~1.6	1.5	+1.18		
$KCO_{Hb corr}$ [mmol/(min·kPa)]		1.4	+1.01		
Hb (g/dL)		14.1			
技术备注			检查过程良好。注意: 年龄 >70 岁的患者, SLV 和气体转移的参考值由外推法得出		

（续后）

续

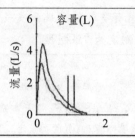

既往结果

日期	2012-4-21[a]	2011-8-21	2010-11-17
FEV_1 – 基线	1.06	1.19	1.21
用药后	1.27	1.21	1.42
FVC – 基线	1.51	1.51	1.97
用药后	1.67	1.63	2.10
FEV_1/FVC – 基线	70	78	61
用药后	76	74	68
FEV_1/VC – 基线	66		
用药后	58		65
V_A	2.5		3.2
T_LCO	3.6		5.5
$T_LCO_{Hb\ corr}$	3.6		5.6
KCO	1.5		1.7
$KCO_{Hb\ corr}$	1.4		1.7

[a] 本次检查的结果。

警示声明:测试质量良好。患者 >70 岁,气体弥散和静态肺容量的参考值由外推法得出,应谨慎应用。

技术解读:基线肺量测定显示有限制性通气功能障碍,但基线 TLC 在正常范围内,静态肺容量提示存在气体陷闭。对吸入支气管扩张剂反应明显,且用药后 FEV_1/VC 小于 LLN(正常值下限),提示存在阻塞。用药后静态肺容量显示气体陷闭消失。肺泡容量以及血红蛋白校正的一氧化碳弥散量均减少。因为 KCO 在正常范围内,所以 T_LCO 降低可能是因为肺泡容量减少、肺实质或肺血管疾病或者两者共同作用所致。

临床意义:与 2011 年 8 月 21 日的结果相比较,肺量测定值无明显变化。但与 2010 年 11 月 17 日的结果相比较,FVC 和 $T_LCO_{Hb\ corr}$ 明显降低。这就提示存在可逆性阻塞性通气功能障碍。气体交换受损显而易见,但原因不明。

最终报告：气体弥散和静态肺容量的基线值是根据年龄用外推法得出，应谨慎应用。测试质量良好。虽然基线肺量测定显示限制性通气功能障碍，但 TLC 在正常范围内，静态肺容量提示存在气体陷闭。对吸入支气管扩张剂反应明显，表明存在阻塞性通气功能障碍。用药后静态肺容量显示气体陷闭消失。肺泡容量和经血红蛋白校正的一氧化碳弥散量均减少。结果表明一氧化碳弥散量的下降可能由于肺泡容量下降、肺实质或肺血管疾病或者二者的共同作用所致。与既往 2011 年 8 月 21 日的结果相比，肺量测定无显著变化。然而与 2010 年 11 月 17 日的结果相比，FVC 和 $T_L CO_{Hb\ corr}$ 均明显下降。这种结果表明存在可逆性阻塞性通气障碍。气体交换受损明显，但原因不明。

注释：这是一种复杂的测量结果，有许多相互矛盾的测量值。首先，患者 74 岁高龄，而本书所用的有关气体转移和静态肺容量的参考值适用的年龄范围是 20~70 岁。由于要外推（或者预测）超出这一年龄界限的参考值，因此需在报告中附加警示声明。第二，基线肺量测定结果提示为限制性通气功能障碍，而静态肺容量测定则提示为阻塞性通气功能障碍。这一点突出表明仅仅依据肺量测定来诊断限制性通气功能障碍的局限性。第三，吸入支气管扩张剂后 FEV_1 的反应明显，而且 RV/TLC 降低，清楚地表明，主要异常实际上是气流阻塞。虽然用药后重复进行静态肺容量测定在很多实验室没有列为常规检查，但在该病例中是非常有用的。上述所有情况均需在技术备注中进行报告，说明气体转移和静态肺容量的参考值可能是不正确的。

【病例3】

Heidi R,女性，71岁,患有迟发型哮喘。既往肺量测定显示 FVC 位于正常低限。此次行肺量测定和静态肺容量检查。

性别	女	日期	2012-2-12
年龄(岁)	71	体重(kg)	69.5
身高(cm)	159	种族	高加索人
临床记录	支气管哮喘。最近一次肺量测定 FVC 位于正常低限。TLC(?)		

	正常范围	基线值	标准分数	用药后	变化率(%)
肺量测定					
FEV$_1$(L)	>1.55	1.42	-2.02	1.50	+6
FVC(L)	>2.13	2.12	-1.67	2.18	+3
FEV$_1$/FVC(%)	>66	67	-1.47	69	
FEV$_1$/VC(%)	>66	53	-3.79		
静态肺容量					
TLC(L)	3.96~5.72	5.90	+1.97		
RV(L)	<2.76	3.23	+2.87		
FRC(L)	1.90~3.62	3.51	+1.43		
RV/TLC(%)	<53	55	+2.04		
VC(L)	>2.13	2.67			
技术备注	检查过程良好				

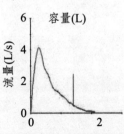

既往结果

日期	2012-2-12[a]	2011-3-16
FEV$_1$-基线	1.42	1.37
用药后	1.52	1.60

(续后)

续

FVC – 基线	2.12	2.17
用药后	2.18	2.12
FEV_1/FVC – 基线	67	63
用药后	69	75
FEV_1/VC – 基线	53	–
用药后	–	–

[a] 本次检查的结果。

警示声明:测试质量良好。患者大于 70 岁,静态肺容量参考值用外推法获得,应慎用。

技术解读:存在阻塞性通气功能障碍 ($FEV_1/VC<LLN$)。静态肺容量提示存在气体陷闭的大体积肺。对吸入支气管扩张剂无明显反应。

临床意义:结果提示阻塞,对吸入支气管扩张剂无反应。与既往 2011 年 3 月 16 日的结果相比较,肺量测定无明显改变。

　　最终报告:静态肺容量的参考值是按年龄用外推法得出的,应慎用。测试质量良好。存在有阻塞性通气功能障碍伴气体陷闭。静态肺容量也提示肺体积增大。对吸入支气管扩张剂无明显反应。与既往 2011 年 3 月 16 日的结果比较,肺量测定无明显改变。

　　注释:在单项用力肺量测定检查时,肺量测定结果临界值——FVC 和 FEV_1/FVC 都在正常值下限。这就给解读造成困难。增加静态肺容量测定后则显示,FVC 可能是由于气流受限而降低 (TLC>LLN 且 RV/TLC>ULN),从而证实阻塞是由于 FEV_1/VC(由静态肺容量得出)降低所致。TLC 升高,而 FRC 没有升高——这也表明肺体积增大。除了这些结果以外,还要考虑患者年龄及其对参考值的影响。本书所使用静态肺容量参考值的年龄范围为 20~70 岁。

【病例4】

Martha L, 女性, 76 岁, 由社区医生建议行呼吸测试。吸烟史 40 年且症状提示可能患有 COPD, 但此前从未做过肺功能检查。近几个月气短逐渐严重。

性别	女		
年龄（岁）	76	体重（kg）	65
身高（cm）	139.4	种族	高加索人
临床记录	COPD, 活动时呼吸困难		

	正常范围	基线值	标准分数	用药后	变化率（%）
肺量测定					
FEV$_1$（L）	>0.84	1.04	−0.89	1.18	+13
FVC（L）	>1.23	1.39	−1.12	1.54	+11
FEV$_1$/FVC(%)	>65	75	+0.03	77	
技术备注	检查过程良好				

既往结果: 无。

警示声明: 测试质量良好。肺量测定参考值按身高外推得出, 应慎用。

技术解读: 基线通气功能在正常范围内。对吸入支气管扩张剂的反应不明显。

临床意义: 结果不符合 COPD 的肺量测定定义。注意: 虽然结果在正常范围内（别忘了, 其正常范围是外推得出的）, 但绝对值偏小, 这可能影响肺功能。

最终报告: 参考值是按身高（139cm）外推得出的, 应慎用。测试质量良好。基线通气功能在正常范围内。对吸入支气管扩张剂的反应不明显。此结果不符合 COPD 的肺量测定定义。此外, 虽然结果在正常范围内, 但是绝对值偏小, 这可能影响肺功能。

注释: 该病例中由于患者身高只有 139cm, 而本书采用的身高参考下限是 144cm, 所以该病例的参考值是按其身高外推得出的。因此, 在解读检查结果时应慎重。FEV_1 (0.84L) 和 FVC(1.23L) 的正常下限很低,虽然结果在正常值范围内,但绝对值偏小,这可能影响该患者的肺功能。对这些情况一定要多加注意。

【病例5】

Kevin D,男性，20岁，患有支气管哮喘。主诉尽管联合治疗且定期应用支气管扩张剂，但仍有症状。行肺量测定以评估其支气管哮喘的控制情况。

性别	男	日期	2012-4-4
年龄（岁）	20	体重（kg）	62.1
身高（cm）	169.5	种族	高加索人
临床记录	支气管哮喘		

	正常范围	基线值	标准分数	用药后	变化率（%）
肺量测定					
FEV_1（L）	>3.56	2.85	-3.27	3.30	+16
FVC（L）	>4.22	5.16	+0.18	5.28	+2
FEV_1/FVC(%)	>74	55	-4.88	63	

技术备注　检查过程良好。测试前2小时应用了沙丁胺醇和福莫特罗/布地奈德

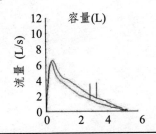

既往结果

日期	2012-4-4[a]	2012-1-12	2011-6-17	2011-5-14
FEV_1-基线	2.85	2.90	2.97	2.47
用药后	3.30	3.28	2.88	2.88
FVC-基线	5.16	4.54	4.25	4.33
用药后	5.28	4.51	4.19	4.22
FEV_1/FVC-基线	55	64	70	57
用药后	63	73	69	68

[a] 本次检查的结果。

警示声明:测试质量良好。

技术解读:存在阻塞性通气功能障碍。对吸入支气管扩张剂反应明显,伴不完全可逆性气流受限。

临床意义:注意：尽管在测试前 2 小时应用了短效和长效支气管扩张剂,但对支气管扩张剂有明显反应。结果提示支气管哮喘控制不佳,仍需结合临床确诊。与既往 2012 年 1 月 12 日的结果相比,FVC 明显升高。

　　最终报告：测试质量良好。存在阻塞性通气功能障碍。对吸入支气管扩张剂有明显反应,伴不完全可逆性气流受限。注意：尽管在测试前 2 小时应用了短效和长效支气管扩张剂,但对支气管扩张剂仍有明显反应。与既往 2012 年 1 月 12 日的结果相比, FVC 明显升高。结果提示支气管哮喘控制不佳,仍需结合临床确诊。

　　注释：该病例说明了解已开处方用药情况很有用。虽然正在联合用药（症状控制药和预防药以及一种缓解药),该患者在应用支气管扩张剂 2 小时后对吸入支气管扩张剂仍有明显反应。这一结果可能是由于患者对治疗的依从性差、吸入方式不佳、现用处方药的剂量难以控制哮喘,或者这些因素的共同作用所致。

【病例6】

Milla K,女性，41 岁。近期诊断为伴有雷诺现象的局限性硬皮病。同时患有脊柱侧凸，曾于 10 岁时植入哈氏棒。近期胸部 X 线片显示有中度脊柱侧凸，哈氏棒未移位；肺野清晰。其风湿病科医生建议行肺功能检查，以确诊是否患有间质性肺病或肺动脉高压。

性别	女		
年龄（岁）	41	体重（kg）	67
身高（cm）	168	种族	高加索人
临床记录	硬皮病。ILD 或肺动脉高压（？）。脊柱侧凸——10 岁时植入哈氏棒		

	正常范围	基线值	标准分数	用药后	变化率（%）
肺量测定					
FEV$_1$（L）	>2.58	1.32	-4.96	1.32	0
FVC（L）	>3.21	1.51	-5.43	1.57	+4
FEV$_1$/FVC(%)	>72	87	+0.89	84	
FEV$_1$/VC(%)	>72	86	+0.70		
静态肺容量					
TLC（L）	4.50~6.25	2.77	-4.86		
RV（L）	<2.34	1.25	-1.21		
FRC（L）	2.14~3.85	1.43	-2.99		
RV/TLC（%）	<40	45	+2.49		
VC(L)	>3.21	1.52			
单次呼吸法测定的一氧化碳弥散量					
V$_I$(L)			1.53		
V$_A$(L)	>4.3	2.4	-4.50		
T$_L$CO [mmol/(min·kPa)]	>6.1	3.7	-3.42		
T$_L$CO$_{Hb\,corr}$ [mmol/(min·kPa)]		3.8	-3.34		
KCO [mmol/(min·kPa)]	1.0~2.1	1.5	-0.05		

（续后）

续

KCO$_{Hb\ corr}$ [mmol/(min·kPa)]	1.6	+0.20
Hb (g/dL)	12.5	
技术备注	检查过程良好	

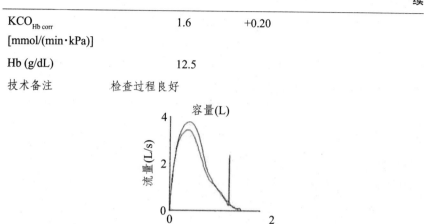

警示声明:测试质量良好。

技术解读:肺量测定发现限制性通气功能障碍。静态肺容量显示 TLC 降低加以证实。可见 RV/TLC 升高,肺量测定未发现阻塞证据,故不可能因气体陷闭或气流受限所致, RV/TLC 升高可能是由脊柱侧凸导致的胸壁 / 呼吸肌功能异常引起。对吸入支气管扩张剂反应不明显。肺泡容量以及经血红蛋白校正的一氧化碳弥散量均减少。KCO 在正常范围内,因此一氧化碳弥散量下降可能由于肺泡容量下降、肺实质或肺血管疾病或者二者的共同作用所致。

临床意义:存在限制性通气功能障碍,可能表明确有间质性肺病或脊柱侧凸。RV/TLC 的升高提示脊柱侧凸所引起的呼吸肌 / 胸壁功能异常。气体交换受损。不能排除 ILD(间质性肺病)或肺动脉高压。

　最终报告:测试质量良好。存在限制性通气功能障碍。RV/TLC 升高,可能与脊柱侧凸导致的胸壁 / 呼吸肌功能异常相关。对吸入支气管扩张剂无明显反应。肺泡容量和经血红蛋白校正的一氧化碳弥散量下降。结果提示一氧化碳弥散量的下降可能是由于肺泡容量下降、肺实质或肺血管疾病或者二者的共同作用所致。总之,限制性通气功能障碍可能提示间质性肺病或脊柱侧凸。可能有一些与脊柱侧凸相关的胸壁 / 呼吸肌功能异常。气体交换受损,但其原因不明。不能排除 ILD 和(或)肺动脉高压。需结合临床确诊。

　注释:在该病例中,限制性通气功能障碍主要是由中度脊柱侧凸引起,而非其他病生理异常所致。因为 KCO 在正常范围内,因此气体交换异常的原因难以确认。因此,对于临床医生来说该报告结论不明确。这并非报告本身的局限性,而是所做检查在限制性通气中无法鉴别单一的气体交换异常。

【病例 7】

Carol S, 女性， 61 岁, 既往支气管哮喘病史。近期确诊为心房颤动, 准备给予非选择性 β 受体阻滞剂治疗。主诉过去几周轻微运动后即呼吸困难, 且症状逐渐加重, 最终因晕厥就诊于急诊并收住入院。心脏科未明确是否存在可逆性的气道疾病。

性别	女		
年龄(岁)	61	体重(kg)	98
身高(cm)	160.5	种族	高加索人
临床记录	几周以来轻微运动后即感呼吸困难加剧。既往轻度支气管哮喘病史。心房颤动, 近期开始服用 β 受体阻滞药。可逆性阻塞性气道疾病(?)		

	正常范围	基线值	标准分数	用药后	变化率(%)
肺量测定					
$FEV_1(L)$	>1.88	1.07	-3.99	1.20	+12
FVC(L)	>2.51	1.33	-4.51	1.52	+14
FEV_1/FVC(%)	>68	80	+0.44	79	
FEV_1/VC(%)	>68	71	-1.17		
静态肺容量					
TLC(L)	4.05~5.81	3.32	-3.01		
RV(L)	<2.59	1.81	-0.41		
FRC(L)	1.93~3.64	2.04	-1.42		
RV/TLC(%)	<49	55	+2.80		
VC(L)	>2.51	1.51	-4.07		
单次呼吸法测定的一氧化碳弥散量					
$V_I(L)$		1.44			
$V_A(L)$	>3.8	2.7	-3.55		
$T_LCO[mmol/(min \cdot kPa)]$	>5.3	3.8	-3.25		
$T_LCO_{Hb\ corr}$ [mmol/(min·kPa)]		4.2	-2.89		
KCO[mmol/(min·kPa)]	1.0~1.8	1.4	-0.03		

（续后）

续

KCO_{Hb corr}[mmol/(min·kPa)]	1.5	+0.63
Hb (g/dL)		11.1
技术备注	检查过程良好	

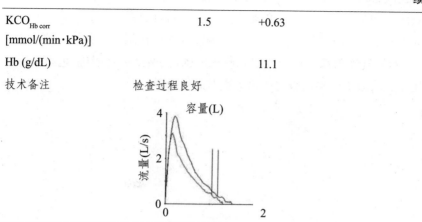

既往结果:无。

警示声明:测试质量良好。

技术解读:注:BMI 为 38 kg/m²。

　　肺量测定提示存在限制性通气功能障碍。经静态肺容量测定所显示 TLC 降低加以证实。RV/TLC 升高,对吸入支气管扩张剂的反应介于临界值(FVC 增加接近 200mL),提示阻塞性通气功能障碍。应考虑混合阻塞性/限制性通气功能障碍。

　　肺泡容量和经血红蛋白校正的一氧化碳弥散量均降低。KCO 在正常范围内,一氧化碳弥散量的下降可能由于肺泡容量下降、肺实质或肺血管疾病或者二者的共同作用所致。

临床意义:应考虑混合阻塞性/限制性通气功能障碍,存在可逆性气流受限。气体交换受损明显,但原因不明。缺乏既往结果可供比较。

　　最终报告:测试质量良好。存在限制性通气功能障碍。RV/TLC 升高,对吸入支气管扩张剂的反应介于临界值,也提示气流阻塞。应考虑混合阻塞性/限制性通气功能障碍。肺泡容量和经血红蛋白校正的一氧化碳弥散量均降低,一氧化碳弥散量降低可能由于肺泡容量下降、肺实质或肺血管疾病或是二者共同作用所致。缺乏既往结果可供比较。小结:应考虑存在混合阻塞性/限制性通气功能障碍,存在可逆性气流受限。气体交换受损明显,但其原因不明。需结合临床确诊。

　　注释:这是另一个需要考虑诸多方面的复杂病例。基线通气功能显示为限制性。RV/TLC 升高以及对吸入支气管扩张剂的反应介于临界值,应考虑气流阻塞。对吸入支气管扩张剂的反应并不能严格满足阳性反应的判断标准。虽说对吸入支气管扩张剂无明显反应,但临床医师行该检查的目的是判断有无可逆的阻塞性气道疾病,而该反应为临界值 (+14%, 即 190 mL), 因此值得提及。因为反应不明确, 使用"临界值"这一说法"暗示"气流阻塞。这一点提示临床医师,虽然结果不明确,但可能存在阻塞。将以上结果结合临床可能更有助于诊断。

【病例 8】

Harriet D, 女性, 39 岁, 近期因支气管扩张相继行双侧肺移植治疗 (BSLTx)。术后由 ICU 转出后第四天, 出现呼吸窘迫、高碳酸血症。施予双水平机械通气, 效果良好。睡眠报告显示经皮二氧化碳升高、呼吸功能不全、低血氧饱和度时间延长, 符合低通气。隔膜筛选显示在吸气、呼气及鼻吸测试中左侧膈肌偏移减少。未见矛盾运动。院外继续使用无创通气。既往肺功能结果如下:

性别	女	日期	2012-3-22		
年龄(岁)	39	体重(kg)	70.9		
身高(cm)	170	种族	高加索人		
临床记录		因支气管扩张行 BSLTx 治疗术后 8 周。膈肌无力(?)肌病(?)			
	正常范围	基线值 直立位	标准分数	基线值 仰卧位	变化率 %
肺量测定					
FEV_1(L)	>2.68	1.25	-5.32		
FVC(L)	>3.32	1.51	-5.58		
VC(L)	>3.32	1.54	-5.51	1.04	-32
FEV_1/FVC(%)	>73	83	+0.04		
FEV_1/VC(%)	>73	81	-0.23		
单次呼吸法测定的一氧化碳弥散量					
V_I(L)		1.53			
V_A(L)	>4.4	2.4	-4.69		
T_LCO [mmol/(min·kPa)]	>6.2	2.9	-4.13		
$T_LCO_{Hb\ corr}$ [mmol/(min·kPa)]		3.2	-3.93		
KCO [mmol/(min·kPa)]	1.0~2.1	1.2	-1.17		
$KCO_{Hb\ corr}$ [mmol/(min·kPa)]		1.3	-0.80		
Hb (g/dL)		11.1			
最大呼吸压					

(续后)

续

$P_I max$(cmH_2O)	>50	86	−0.03
$P_E max$(cmH_2O)	>72	105	0.14
sNIP(cmH_2O)	>58	70	−0.95
技术备注	检查过程良好		

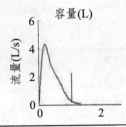

既往结果

日期	2012-3-22[a]	2012-3-4
FEV_1– 基线	1.25	0.90
FVC– 基线	1.51	1.12
FEV_1/FVC– 基线	83	80
VC 立位	1.54	
VC 卧位	1.04	
$P_I max$	86	
$P_E max$	105	
sNIP	90	

[a] 本次检查的结果。

警示声明:测试质量良好。

技术解读:结果显示存在限制性通气功能障碍。建议行静态肺容量测定证实。肺泡容量和经血红蛋白校正的一氧化碳弥散量均减少。KCO 在正常范围内,一氧化碳弥散量的下降可能由于肺泡容量减小、肺实质或肺血管疾病或者是二者共同作用所致。

最大呼吸压和鼻吸气压在正常范围内,提示不可能存在整体呼吸肌无力。由立位转卧位后肺活量下降提示存在明显的膈肌无力 (>30%),但在可维持最大吸气压和鼻吸气压的情况下是不可能的。

临床意义:与既往 2012 年 3 月 4 日的结果相比,FEV_1 和 FVC 均显著增加。气体交换受损,但原因不明。整体呼吸肌功能完好无损,但不能排除膈肌无力。

最终报告：测试质量良好。结果显示存在限制性通气功能障碍，建议行静态肺容量测定证实。肺泡容量和经血红蛋白校正的一氧化碳弥散量均减少。一氧化碳弥散量可能由于肺泡容量减少、肺实质或肺血管疾病或者是二者共同作用所致。由立位转卧位后肺活量下降提示膈肌显著无力 (>30%)，但是在可维持最大吸气压和鼻吸气压的情况下，这是不可能的。最大呼气压在正常范围内。与既往 2012 年 3 月 4 日的结果相比，FEV_1 和 FVC 明显改善。小结：通气功能受损（可能是限制性）。气体交换受损，但原因不明。整体呼吸肌功能完好无损，但不能排除膈肌无力。

注释：正如第 5 章所述的，使用多种方法来评估呼吸肌力可降低对呼吸肌无力判定的假阳性率。在该病例中，最大吸气压（$P_I max$）和鼻吸气压（sNIP）在正常范围内，而立位和卧位的肺活量差值升高 (>30%)。明显膈肌无力的可能性因可维持最大吸气压和鼻吸吸气压而降低。同时，由膈肌筛查得知，缺乏矛盾运动提示膈肌有足够肌力来阻止腹部内容物向上推入胸腔内。所以虽然不能排除某种程度的膈肌无力，但其可能不重要。

该病例另一个难点是要关注肺移植手术和供体肺。移植手术及供体肺本身对胸壁和肺结构会产生什么影响？参考值是否具有相关性？

【病例9】

Angela B,女性，30岁，因要完成潜水评估需要体检而就诊于社区医生。既往曾患双肺底肺炎,社区医生所做的肺量测定显示存在气道阻塞,但对吸入支气管扩张剂无明显反应。该医生建议进一步检查。

性别	女		
年龄(岁)	30	体重(kg)	65.5
身高(cm)	170	种族	高加索人
临床记录	支气管哮喘(?),是否适合潜水(?)。既往双肺底肺炎病史。		
	FEV$_1$/FVC 偏低		

	正常范围	基线值	标准分数
肺量测定			
FEV$_1$(L)	>2.81	3.00	−1.15
FVC(L)	>3.35	4.45	+0.76
FEV$_1$/FVC(%)	>75	67	−2.86

激发剂:甘露醇

剂量 (mg)	0	5	15	35	75	155	315	475	635	用药后
FEV$_1$(L)	2.97	2.85	2.85	2.88	2.79	2.85	2.79	2.73	2.64	3.33
变化率 (%)	0	−4	−4	−3	−7	−4	−7	−9	−12	+12

PD15 (mg)	>635		
技术备注	检查过程良好。注:基线肺量测定呈阻塞性。		
	符合检查要求		

（续后）

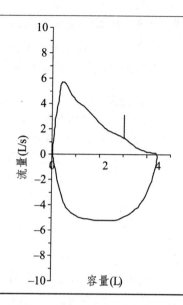

既往结果：无。

警示声明：测试质量良好。

技术解读：基线通气功能提示存在阻塞性通气功能障碍。激发试验阴性。然而值得注意的是，与吸入 0 mg 剂量甘露醇相比，吸入支气管扩张剂后的 FEV_1 变化明显。

临床意义：缺乏既往结果可供比较。应考虑支气管哮喘。

最终报告：测试质量良好。基线通气功能显示存在阻塞性通气功能障碍。激发试验阴性；然而，与吸入 0 mg 剂量甘露醇相比，吸入支气管扩张剂后的 FEV_1 变化明显。应结合临床考虑支气管哮喘。

注释：在该病例中，患者基线肺量测定提示存在阻塞性通气。此前，该患者转诊记录中显示不可逆性气道阻塞，因此进行了激发试验。

虽然激发试验阴性（在吸入 635 mg 甘露醇后 FEV_1 降低 <15%），与基线肺量测定结果比较，吸入支气管扩张剂后 FEV_1 增加 11% 和 330mL，而与基线甘露醇剂量（0 mg）比较增加 12% 和 360mL。提示存在一定程度的气道可逆性，应考虑支气管哮喘。由于甘露醇激发试验敏感性低，结果阴性并不能排除支气管哮喘。对吸入支气管扩张剂的反应提示支气管哮喘是可能的。

【病例10】

Helen M[c]，女性，70 岁。肥胖，BMI 指数为 41 kg/m²，10 年前曾确诊为阻塞性睡眠呼吸暂停。夜间行压力为 15cmH₂O 的持续气道正压通气，每年进行一次睡眠门诊复查。近期复查时主诉偶发喘鸣。睡眠医生建议行肺量测定。

性别	女	日期	2013-4-1
年龄（岁）	70	体重（kg）	102
身高（cm）	158	种族	高加索人
临床记录	OSA, 喘鸣		

	正常范围	基线值	标准分数	用药后	变化率（%）
肺量测定					
FEV₁（L）	>1.55	1.83	−0.80	1.92	+5
FVC（L）	>2.13	2.14	−1.61	2.18	+2
FEV₁/FVC(%)	>66	86	+1.61	88	
技术备注	检查过程良好				

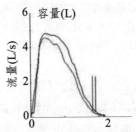

既往结果

日期	2013-4-1[a]	2003-5-10
体重	102	98
FEV₁−基线	1.83	2.14
用药后	1.92	2.27
FVC−基线	2.14	2.59
用药后	2.18	2.66
FEV₁/FVC−基线	86	83
用药后	88	85

[a] 本次检查的结果。

警示声明:测试质量良好。

技术解读:注:BMI 为 41 kg/m²。

基线通气功能在正常范围内(注:FVC 在正常值下限)。对吸入支气管扩张剂无明显反应。

临床意义:与既往 2003 年 5 月 10 日的结果相比,FEV_1 与 FVC 显著降低,但这可能部分与正常肺老化相关。无明显气流受限。

最终报告:测试质量良好。注:BMI 为 41 kg/m²。基线肺量测定在正常范围内,对吸入支气管扩张剂无反应。与既往 2003 年 5 月 10 日的结果相比,FEV_1 与 FVC 显著降低,但这可能部分与正常肺老化相关。

注释:该患者的基线肺量测定在正常范围内,但 FVC 在正常值下限。这可能是其病态肥胖所致,对于该患者来讲可能是正常的——静态肺容量可提供更多信息。

该病例可以追踪 10 年以前的肺量测定进行比较。众所周知,肺功能在 20~25 岁之间达到峰值,此后 FEV_1 和 FVC 会随着年龄的增长而下降。研究表明,在健康人群中,每年 FEV_1 和 FVC 可减少 30 mL[2~4]。10 年期间 FEV_1 和 FVC 的减少量分别为 350 和 480 mL。因此,我们不能排除该患者肺功能下降的部分原因是正常肺老化。

(王星 译　武俊平 审校)

参考文献

1. Hughes JM, Pride NB. Examination of the carbon monoxide diffusing capacity (DLCO) in relation to its KCO and VA components. Am J Respir Crit Care Med. 2012 Jul 15; 86(2):132–9.

2. Xu X, Laird N, Dockery DW, Schouten JP, Rijcken B, Weiss ST. Age, period, and cohort effects on pulmonary function in a 24-year longitudinal study. Am J Epidemiol. 1995 Mar 15; 141(6):554–66.

3. Speizer FE, Tager IB. Epidemiology of chronic mucus hypersecretion and obstructive airways disease. Epidemiol Rev. 1979; 1:124–42.

4. Fletcher C, Peto R. The natural history of chronic airflow obstruction. Br Med J. 1977 Jun 25; 1(6077):1645–8.

专业术语

% Pred	平均预测值的百分比
(F)VC	（用力）肺活量
AHR	气道高反应
BD	支气管扩张剂
BMI	体重指数（单位：kg/m^2）
BTPS	正常体温、标准大气压及饱和水蒸气状态
cm	厘米
cmH_2O	厘米水柱
CO	一氧化碳
COHb	血红蛋白与一氧化碳结合率（%）
COPD	慢性阻塞性肺疾病
CR	可重复性系数：测量差值标准分数的 2 倍
dL	分升
D_LCO	一氧化碳弥散量
EVH	过度通气试验
FEF_{25-75}	用力呼出气量为 25%～75% 肺活量时的平均流量，多以 L/s 表示，也称 MEF_{25-75} 或 MMEF（最大呼气中期流量）
FEF_{50}	50% 肺活量时呼气流速（单位：L/s）
FEV_1	第一秒用力呼气量
$FEV_1/(F)VC$	第一秒用力呼气量 / 肺活量
FIF_{50}	50% 用力吸气量时的吸气峰值流速（单位：L/s）
FIVC	用力吸气量
FRC	功能残气量
FVC	用力肺活量

g	克
Hb	血红蛋白
Hbcorr	血红蛋白校正的值
HRCT	高分辨率 CT
h	小时
ICS	吸入糖皮质激素
ILD	间质性肺疾病
KCO	一氧化碳弥散系数
kg	千克
kPa	千帕, 压力单位
L	升
LLN	正常值下限
m	米
MEP	最大呼气压
mg	毫克
min	分
MIP	最大吸气压力
mL	毫升
mmol	毫摩尔, 浓度单位
MPV	平均预测值
Mueller manoeuvre	米勒动作, 呼气后声门关闭, 再作用力吸气动作
MVV	最大通气量
O_2	氧气
OSA	阻塞性睡眠呼吸暂停
P_AO_2	肺泡氧分压
PCx	引起 FEV_1 下降 $x\%$ 所需的刺激浓度
PDx	引起 FEV_1 下降 $x\%$ 所需的刺激剂量
PEF	呼气峰值流量
$P_E max$	最大呼气压
$P_I max$	最大吸气压
P_IO_2	吸入氧分压
pO_2	氧分压

post-BD	使用支气管扩张剂后,简称"用药后"
RSD	剩余标准分数
RV	残气量
RV/TLC	残气量 / 肺总容量
s	秒
SI units	国际单位制
SLV	静态肺容量
sNIP	经鼻吸气压
SVC	缓慢肺活量
TLC	肺总容量
T_LCO	一氧化碳弥散量,CO 弥散量
ULN	正常值上限
V_A	肺泡容量
Valsalva manoeuvre	Valsalva 动作,深吸气后紧闭声门,再用力做呼气动作
VC	肺活量
V_I	吸气量

索　引